Ouvre un nouveau chemin

Tome 1

Reiki

Paulo

Ouvre un nouveau chemin

Tome 1 - Reiki

1er Degré - Shoden

Paulo

Copyright

Pseudo : Paulo
Ville : Haguenau
Année du dépôt légal : 2024

L'ISBN (International Standard Book Number) Informations et citations recueillies sur le livret édité par l'AFNIL "ISBN User's Manual, 4th éd., revue et corrigée" Berlin 2001.

Introduction

A travers mes tomes, je vais essayer de reconstituer ce qu'est véritablement le REIKI. En apportant le plus d'explications possibles pour étayer mes intuitions et convictions.

Je m'efforce d'apprendre en permanence. Comprendre ce que les autres ne saisissent pas permet l'autocritique et, surtout, d'amener là où le REIKI devrait vous conduire.

Le tome 1 est, pour moi, le plus important car j'y explique l'histoire passée du REIKI, ses fondements et sa pratique. Les notions de base seront clairement exposées. Ce tome sera indispensable pour celles et ceux qui souhaitent poursuivre aux niveaux suivants, car il est essentiel de comprendre ces bases. À quoi bon suivre une formation et la poursuivre si l'on ne s'efforce pas d'apprendre et de comprendre ces notions fondamentales ?

Je vais vous exposer ce que n'est pas le REIKI :

- Le simple fait d'apposer les mains sur une personne allongée et de changer de position toutes les trois minutes.
- Une séance accompagnée d'une musique ponctuée par une petite cloche sonnant toutes les trois minutes pour indiquer le changement de position.
- Se faire initier une fois et se considérer aussitôt comme Maître REIKI.
- En résumé, le REIKI ne se réduit pas à tout ce que vous auriez pu voir jusqu'à présent.

Vous comprendrez que, sur la forme et sur certains points, le REIKI reste le REIKI. Mais vous comprendrez aussi que le REIKI n'est pas une pratique commerciale. Chacun est libre de faire ce qu'il veut, mais la richesse du Reiki est celle qu'on atteint à l'intérieur de soi.

Travailler avec l'énergie ne doit pas être une pratique commerciale. Je m'explique : Si vous avez un cabinet où vous pratiquez des soins énergétiques et que vous avez une grille tarifaire, cela sous-entend que vous promettez des résultats. Par conséquent, si une personne vient avec une jambe cassée, elle doit repartir avec sa jambe en bon état !
Faire du commerce avec l'énergie n'est pas bénéfique, ni pour vous, ni pour le receveur.

Le REIKI est, avant tout, un travail personnel qui, une fois votre propre compréhension atteinte, vous permettra de transmettre ces enseignements à travers votre cheminement.

Oui, le REIKI est un chemin. Certains vous diront que c'est simple, facile, etc. Cependant, rien n'est simple ; tout à son niveau de complexité. La société tend à tout simplifier, mais l'exploration de notre intérieur peut finalement être plus complexe que d'explorer l'espace ou les fonds marins.

Le REIKI est à la fois simple et complexe. Il est simple dans son apprentissage ; n'importe qui peut l'apprendre, mais quand on commence à creuser, on réalise que cela implique beaucoup de choses. Cela englobe tellement d'aspects que je ne pratique plus le REIKI de la même façon. À vous de vivre votre propre expérience.

Vous comprendrez au fil de votre pratique personnelle que le REIKI est plein de paradoxes. Vous verrez que sa mise en œuvre est facile, mais vous trouverez différentes excuses ou raisons pour la rendre difficile. Je vous entends déjà râler, donc j'ai touché juste. Il est toujours plus facile de penser que c'est plus simple pour les autres à cause de ceci ou de cela. Mais peut-être que l'autre pense la même chose de vous ? N'oubliez pas que ce que vous imaginez, l'autre peut le faire aussi ! Oui, c'est un concept simple qui peut mener à des situations délicates.

Ma compréhension du REIKI ne s'arrête pas là. Nous allons maintenant explorer les différentes informations et enseignements que j'ai pu comprendre au fil de mes investigations.

Le Reiki, c'est quoi ?

Le Reiki est une méthode de « guérison » énergétique qui a été développée au Japon par **Mikao Usui** vers 1922. Il repose sur l'idée que l'énergie vitale universelle peut être canalisée par le praticien et transmise au receveur par l'imposition des mains, aidant ainsi à harmoniser et à équilibrer l'énergie corporelle, ce qui favorise la guérison et le bien-être général.

Mikao Usui (1865-1926) est le fondateur du Reiki, une méthode de guérison énergétique japonaise. Né au Japon, il a mené une quête spirituelle intense pour comprendre et maîtriser les techniques de guérison, inspirées par ses études de textes bouddhistes, taoïstes et chrétiens.

Selon la légende, lors d'une retraite spirituelle de 21 jours sur le Mont Kurama, Maître Usui aurait vécu une expérience de satori (illumination) au cours de laquelle il aurait reçu les symboles et les connaissances nécessaires pour canaliser l'énergie de guérison. Après cette expérience, il a commencé à pratiquer et à enseigner le Reiki, transmettant ses connaissances à ses disciples. Ses enseignements se sont ensuite répandus au Japon et, plus tard, dans le reste du monde.

Qui est Maître USUI MIKAO ?

Mikao Usui (臼井甕男), également connu sous le nom de Usui Sensei, était un praticien et un enseignant japonais qui a créé la fondation du Reiki. Le Reiki est un système de guérison énergétique.

Il est souvent mentionné que la famille Usui appartenait à la classe des samouraïs ou des guerriers, ce qui pourrait indiquer que son père, Uzaemon Usui, avait une certaine éducation et peut-être une position de respect dans la société.

Certains récits suggèrent que son père aurait pu être un fonctionnaire ou avoir une profession qui demandait un niveau d'éducation élevé, permettant à Mikao Usui d'accéder à une bonne éducation.

Il y a encore moins d'informations disponibles sur sa mère, Kawaï Usui, Comme c'était courant à l'époque, elle aurait probablement été impliquée dans la gestion du foyer et de la famille.

Les femmes de la classe des samouraïs étaient souvent éduquées dans les arts domestiques et parfois même dans les arts martiaux.

Ces noms sont mentionnés dans certaines biographies et sources, mais il n'existe pas beaucoup de détails sur leurs vies ou sur leurs rôles dans l'éducation de Mikao Usui. La documentation historique concernant sa famille et son enfance est assez restreinte, ce qui fait que de nombreux aspects de sa vie restent enveloppés de mystère.

La famille Usui vivait à une époque où le Shintoïsme et le Bouddhisme étaient les religions dominantes au Japon.

Il est probable que la famille ait pratiqué le Shintoïsme, qui était la religion indigène du Japon, avec une possible influence bouddhiste, étant donné la fusion courante de ces deux croyances dans la vie quotidienne des Japonais de cette période.

Mikao Usui est né le 15 août 1865, dans le village de Taniai au Japon. Il a vécu à une époque où le Japon subissait des transformations significatives au niveau social, politique et économique.
Taniai est un petit village rural, faisant partie de la ville de Yamagata, situé dans la préfecture de Gifu. Cette dernière se trouve dans la région de Chūbu,

sur l'île de Honshu. Elle est connue pour sa beauté naturelle et ses paysages montagneux.

Localisation géographique

- **Région** :   Chūbu
- **Préfecture** :   Gifu
- **Ville** :   Yamagata (anciennement village de Taniai)

Pour situer Taniai sur une carte, vous pouvez chercher la ville de Yamagata dans la préfecture de Gifu, car Taniai fait désormais partie de cette municipalité après une série de fusions administratives.

Usui a reçu une éducation traditionnelle japonaise et a également étudié à l'étranger, en Chine. Il a travaillé dans divers domaines au cours de sa vie, notamment en tant que fonctionnaire du gouvernement, homme d'affaires, et enseignant.

Mikao Usui a eu une vie variée avant de développer le Reiki, impliquant plusieurs métiers et rôles.

Usui a travaillé en tant que fonctionnaire du gouvernement et employé de bureau à divers moments de sa vie, ce qui lui a permis de développer des compétences administratives.

Il aurait également été impliqué dans le commerce, travaillant comme marchand. Cette expérience dans les affaires lui aurait donné une compréhension du monde des affaires et de la gestion.

Mikao Usui a étudié le bouddhisme et a été ordonné moine bouddhiste. Son engagement envers les pratiques spirituelles et religieuses a profondément influencé son développement du Reiki.

Maître Mikao Usui est souvent associé au bouddhisme Tendai. Le bouddhisme Tendai est une école du bouddhisme Mahayana, introduite au Japon par le moine Saicho au début du 9ème siècle. Cette tradition met l'accent sur l'étude des textes bouddhistes, la pratique de la méditation et les rituels ésotériques.

Les moines et pratiquants Tendai suivent une discipline stricte, incluant des périodes de méditation intensive. Ils pratiquent également des rituels ésotériques influencés par le bouddhisme Shingon, une autre école japonaise du Mahayana.

Avant de fonder le Reiki, Usui était impliqué dans l'enseignement. Il a étudié et enseigné différentes disciplines, comme la médecine, la psychologie et les arts martiaux.

Après sa découverte du Reiki, Usui a consacré sa vie à pratiquer et à enseigner cette méthode de guérison énergétique. Il a ouvert une clinique à Tokyo où il traitait les patients et formait des praticiens.
Ces différentes expériences professionnelles et spirituelles ont contribué à la formation et à la propagation de sa méthode de guérison, le Reiki.

Selon la légende, Usui a entrepris une quête spirituelle après avoir été confronté à des questions profondes sur le sens de la vie, la guérison, et la spiritualité. Sa recherche l'a conduit à étudier les textes bouddhistes, les écritures sacrées, et à suivre des pratiques ascétiques.

Au cours d'une retraite spirituelle sur le Mont Kurama, Usui aurait vécu une expérience de réveil spirituel (satori) après une méditation prolongée. Cette expérience aurait été la source de l'énergie de guérison qu'il a ensuite canalisée dans le système Reiki.

Usui a développé le système Reiki, une méthode de guérison basée sur l'énergie universelle. Il a formalisé les principes et les techniques de guérison énergétique, créant ainsi le système que nous connaissons aujourd'hui sous le nom de Reiki.

Usui a écrit un manuel appelé « **Reiki Ryôhô Hikkei** » (Les Principes et la Méthode du Reiki), où il a compilé ses enseignements. Ce manuel fournit des informations sur les principes éthiques du Reiki, les pratiques et les symboles utilisés. Cependant, il est important de noter que les détails spécifiques de ce manuel sont souvent difficiles à confirmer car le manuscrit original n'a pas été largement diffusé et n'est pas accessible au public.

Le manuel aurait été écrit en japonais et contiendrait des informations sur les cinq principes du Reiki « **Gokai** », les techniques de guérison énergétique et les symboles utilisés dans le système Reiki. Certains praticiens de Reiki avancés s'appuient sur des traductions et des interprétations de ces enseignements pour guider leur pratique.

Les cinq principes du Reiki, également connus sous le nom de « Cinq Idéaux » ou « Gokai » sont des affirmations éthiques qui sont souvent récitées pendant la pratique du Reiki. Ils sont les suivants :

Kyō dake wa

shinpai suna
okoru na
kansha shite
gyō o hakeme
hito ni shinsetsu ni

Ces principes reflètent une approche holistique de la santé et du bien-être, mettant l'accent sur la paix intérieure, la gratitude, et l'empathie envers les autres.

En raison de la nature traditionnelle et parfois ésotérique du Reiki, il est essentiel de considérer ces enseignements dans leur contexte culturel et spirituel, tout en respectant les différentes interprétations qui peuvent exister parmi les praticiens.

Maître Mikao Usui un Bouddha ?

La question de savoir si Mikao Usui, le fondateur du Reiki, est devenu un Bouddha est souvent sujette à des interprétations personnelles et à des croyances spirituelles variées parmi les praticiens du Reiki. Les enseignements du Reiki ne prétendent pas explicitement que Mikao Usui est devenu un Bouddha dans le sens traditionnel du bouddhisme.

Selon la tradition bouddhiste, un Bouddha est une personne qui a atteint l'éveil complet « la bouddhéité » et qui a transcendé la souffrance et le cycle des renaissances. Mikao Usui, quant à lui, est souvent considéré comme un praticien spirituel qui a atteint un niveau élevé de compréhension et d'énergie spirituelle, mais les détails de sa réalisation spirituelle et de son statut ultime sont souvent sujets à diverses interprétations.

Dans les traditions du Reiki, Usui Sensei est souvent honoré comme un maître spirituel et un enseignant dont les enseignements ont conduit à la création du système Reiki. Certains praticiens peuvent le considérer comme un exemple spirituel à suivre, mais cela ne correspond pas nécessairement à la notion bouddhiste d'atteindre le statut de Bouddha.

Il est important de noter que les croyances et les interprétations varient parmi les praticiens du Reiki et certaines personnes peuvent avoir des perspectives différentes sur la nature spirituelle de Mikao Usui.

Maître Mikao Usui est décédé le 9 mars 1926, à l'âge de 61 ans.

L'histoire exacte de Mikao Usui et les détails de sa vie peuvent parfois être difficiles à vérifier en raison de la nature légendaire et orale de certains éléments de son histoire. Cependant, ses enseignements ont eu un impact durable sur le monde de la guérison énergétique à travers le Reiki.

À la mort de Maître Usui, certaines personnes ont profité de sa philosophie et de sa méthode REIKI pour cacher ses enseignements. Vu que cela fonctionne et, la nature humaine étant ce qu'elle est, ils ont trouvé un moyen de garder les mystères d'antan cachés. Ils ont promu une méthode simple à enseigner et ainsi peut-être de gagner le graal. Le graal, ici, serait l'argent.

Je vais essayer, à travers mes investigations, de trouver des explications plus ou moins cohérentes, mais qui me paraissent importantes à vous transmettre.

Est-ce que je serai dans le « juste » ? Je ne sais pas, mais en tout cas, c'est ainsi que je comprends les choses.

Dans un premier temps, je vais lister les différentes variantes de REIKI qui, bien sûr, découlent du REIKI de Maître Usui.

Les différents REIKI

Ce livre est destiné aux formations de Reiki Ryôhô de Maître Usui Mikao. Vous le savez peut-être, mais il existe différentes formes de REIKI.

Le Reiki a évolué depuis sa création par Usui Mikao et a donné naissance à plusieurs formes et variantes au fil du temps. Voici quelques-unes des formes de Reiki les plus courantes et leurs caractéristiques principales :

Reiki Usui Shiki Ryôhô : Aussi connu sous le nom de Reiki Usui traditionnel, c'est la forme originale enseignée par Usui Mikao. Elle se concentre sur les positions des mains pour canaliser l'énergie universelle et favoriser la guérison.

Reiki Karuna® : Développé par William Lee Rand, le Reiki Karuna® intègre des symboles supplémentaires et des techniques avancées pour une guérison plus profonde et une transformation spirituelle.

Reiki Seichem : Aussi appelé Reiki Tera-Mai™, il intègre le Reiki traditionnel avec d'autres formes d'énergie comme le Seichem, qui comprend des éléments égyptiens et tibétains.

Reiki Kundalini : Cette forme de Reiki se concentre sur l'activation de l'énergie de la Kundalini, une énergie spirituelle enroulée à la base de la colonne vertébrale, pour une guérison holistique et une croissance spirituelle.

Reiki Gendai : Une forme contemporaine de Reiki au Japon qui combine des éléments du Reiki traditionnel avec des influences modernes et des pratiques de guérison.

Reiki Rainbow (Reiki Arc-en-ciel) : cette variante du Reiki incorpore une gamme plus large d'énergies et de techniques, souvent en lien avec les couleurs de l'arc-en-ciel et des chakras.

Reiki Komyo : Une approche du Reiki qui se concentre sur les aspects spirituels et méditatifs, en mettant l'accent sur la purification et la croissance personnelle.

Reiki Jikiden : Signifiant « Reiki direct » en japonais, cette forme vise à préserver et à enseigner le Reiki dans sa forme originale telle qu'elle a été enseignée par Usui Sensei.

Ces formes de Reiki varient souvent par les techniques utilisées, les symboles employés et les philosophies sous-jacentes, tout en partageant une approche commune de la guérison énergétique et de l'équilibre holistique. Chaque praticien et enseignant de Reiki peut également adapter et personnaliser leur pratique en fonction **des besoins individuels et des découvertes personnelles**.

Pour adapter et personnaliser sa pratique du Reiki, il est en effet essentiel de comprendre ses origines et son développement.

Origine du Reiki

Usui Mikao, un Japonais du début du 20ème siècle, est souvent crédité comme le fondateur du Reiki tel qu'il est connu aujourd'hui. Il était profondément engagé dans la spiritualité et la recherche de la guérison.

Selon la tradition, Usui Mikao a atteint un état de satori (illumination spirituelle) après une période de méditation et de jeûne intense au Mont Kurama, près de Kyoto. C'est là qu'il aurait reçu l'inspiration et les connaissances nécessaires pour développer le système de guérison Reiki.

Usui Mikao a élaboré les principes fondamentaux du Reiki, tels que les cinq idéaux du Reiki (Juste pour aujourd'hui : ne te mets pas en colère, ne te fais pas de soucis, sois reconnaissant, travaille honnêtement, sois bon envers les autres).

Usui Mikao a enseigné ses méthodes de guérison à de nombreux disciples, incluant Hayashi Chujiro et Hawayo Takata, qui ont contribué à la propagation du Reiki au Japon et à l'international.

Hayashi Chujiro (1880–1940) était un praticien et enseignant de Reiki japonais. Il est connu pour avoir joué un rôle crucial dans la diffusion du Reiki au Japon et à l'international.

Hayashi Chujiro est né en 1880 à Tokyo au Japon. Avant de se lancer dans le Reiki, il était un officier de la marine japonaise et avait un intérêt pour les pratiques spirituelles et la médecine alternative.

Hayashi est devenu l'un des élèves de Mikao Usui, le fondateur du Reiki, et a reçu une formation approfondie sous sa direction. Il est devenu un maître Reiki (Shihan) et a établi sa propre clinique de Reiki à Tokyo.

Hayashi a joué un rôle important dans la structuration et la formalisation des pratiques Reiki. Il a introduit des ajustements dans le système de Reiki, y compris la création de niveaux plus formels et l'élaboration de techniques spécifiques pour les traitements.
Hayashi a formé plusieurs élèves qui ont par la suite diffusé le Reiki en dehors du Japon, notamment Hawayo Takata, une figure clé dans la propagation du Reiki en Occident.

Hawayo Takata (1900–1980) était une praticienne et enseignante de Reiki d'origine hawaïenne. Elle est largement reconnue pour avoir introduit le Reiki en Occident.

Hawayo Takata est née à Hanapepe, Hawaii, en 1900, dans une famille d'origine japonaise. En 1938, elle est venue au Japon pour des raisons de santé et a été traitée par Hayashi Chujiro, qui l'a initiée au Reiki.

Après une période de traitement et de formation avec Hayashi, Takata a reçu le niveau de Maître Reiki (Shihan) et a été formée pour enseigner le Reiki.

De retour à Hawaii, Takata a commencé à enseigner le Reiki et à former des praticiens aux États-Unis. Elle a joué un rôle clé dans la vulgarisation du Reiki en Occident en ouvrant des cliniques et en formant des enseignants.

Takata a introduit le Reiki à un public international et a formé de nombreux enseignants qui ont continué à diffuser la pratique à travers le monde. Elle a également contribué à formaliser le système de Reiki en Occident, en structurant les niveaux de formation et en créant un cadre pour l'enseignement du Reiki.

Hayashi Chujiro et Hawayo Takata ont tous deux joué des rôles cruciaux dans le développement et la diffusion du Reiki, chacun à sa manière, en consolidant les pratiques et en les introduisant à un public mondial.

Le Reiki intègre des éléments de spiritualité japonaise (comme le Shintô et le Tendai), des concepts bouddhistes (notamment la méditation et le travail énergétique), ainsi que des pratiques de guérison énergétiques chinoises (Taoïsme) et indiennes (Samkhya).

En comprenant ces fondements, les praticiens de Reiki peuvent non seulement respecter la tradition mais aussi adapter leurs techniques et approches en fonction des besoins individuels et des contextes contemporains. La connaissance des origines du Reiki permet également de maintenir l'intégrité et la puissance de cette pratique de guérison énergétique tout en permettant une évolution personnelle et collective dans le domaine de la santé et du bien-être.

Le REIKI d'aujourd'hui a effectivement été modifié par Hayashi Chujiro et Hawayo Takata. Je vais m'efforcer, dans mes tomes, mes formations et ma pratique, de rester, le plus fidèle possible à ce qui aurait pu être le REIKI originel.

Un moine bouddhiste ésotérique ?

Mikao Usui, le fondateur du Reiki, n'était pas spécifiquement un moine bouddhiste de l'école Mikkyo, mais il a été influencé par des aspects du bouddhisme ésotérique, y compris le Mikkyo.

Le Mikkyo, ou « Bouddhisme ésotérique », est une forme de bouddhisme japonais influencé par le bouddhisme tantrique venu de l'Inde et de la Chine. Il se caractérise par des enseignements ésotériques, des rituels et des pratiques secrètes.

Les deux principales écoles de Mikkyo au Japon sont **Shingon** et **Tendai** (plus précisément, la branche ésotérique de Tendai).

Le Mikkyo met l'accent sur les rituels, les mantras, les visualisations et les pratiques secrètes pour atteindre l'illumination. Il existe des techniques de méditation et des pratiques de purification qui sont souvent gardées secrètes et transmises uniquement aux initiés.

Mikao Usui a étudié divers systèmes de pensée et de spiritualité, y compris le bouddhisme, le shintoïsme, et les pratiques ésotériques japonaises. Bien qu'il ne soit pas exclusivement identifié comme un moine de l'école Mikkyo, il a étudié les enseignements ésotériques et les pratiques spirituelles qui sont liées au Mikkyo. Cela inclut des aspects de méditation et des techniques de guérison qui sont similaires à celles trouvées dans le Mikkyo.

Usui a été influencé par le bouddhisme ésotérique dans le développement du Reiki. Ses pratiques de guérison et ses méditations ont des parallèles avec les techniques ésotériques du Mikkyo.

Il est connu pour avoir combiné des éléments de différentes traditions spirituelles dans la création du Reiki, rendant la pratique du Reiki éclectique et multi-facettes. Mikao Usui n'était pas officiellement un moine bouddhiste de l'école Mikkyo. Il était plutôt un chercheur spirituel qui a intégré des éléments de diverses traditions dans son enseignement du Reiki.
Mikao Usui a certainement été influencé par le bouddhisme ésotérique et des pratiques similaires à celles du Mikkyo. Ses enseignements sur le Reiki reflètent une synthèse de plusieurs traditions spirituelles, incluant des éléments du Mikkyo ainsi que du bouddhisme général et du shintoïsme.

Le Mont Kurama et l'école Mikkyo ont une connexion historique dans le contexte du bouddhisme ésotérique au Japon.

Le Mont Kurama, en plus de son importance spirituelle dans le bouddhisme ésotérique, est également associé à des enseignements et à des pratiques ésotériques transmis dans l'école Mikkyo.

Le temple Kurama-Dera sur le Mont Kurama est connu pour être un lieu où ces pratiques Mikkyo étaient enseignées et étudiées. Il est réputé pour ses liens avec des enseignements ésotériques et des pratiques spéciales, et certains Maîtres Mikkyo renommés ont enseigné et pratiqué dans cette région, contribuant à sa réputation en tant que centre spirituel important pour le bouddhisme ésotérique au Japon.

Le bouddhisme Mikkyo (bouddhisme ésotérique japonais) a produit plusieurs maîtres renommés qui ont joué un rôle important dans le développement et la diffusion des pratiques ésotériques au Japon. Par exemple :

Kūkai (Kōbō Daishi) (774–835) : est le fondateur de l'école Shingon, l'une des deux principales écoles de bouddhisme ésotérique au Japon. Il a importé et systématisé les enseignements du bouddhisme tantrique indien et chinois au Japon. Ses enseignements incluent des pratiques de mantra, de méditation et de visualisation. Kūkai a écrit plusieurs ouvrages influents sur le bouddhisme ésotérique, y compris les «Mikkyō Daishō» et les «Sokushin Jōbutsu Gi».

Saichō (Dengyō Daishi) (767–822) : Saichō est le fondateur de l'école Tendai au Japon, qui comprend une branche ésotérique du bouddhisme. Il a importé le bouddhisme Tiantai de Chine et a établi le Mont Hiei comme centre principal de l'école Tendai. Bien que l'école Tendai soit principalement connue pour ses enseignements non-ésotériques, Saichō a également intégré des éléments ésotériques dans ses pratiques.

Shinran (1173–1263) : Bien que Shinran soit principalement connu pour le bouddhisme de la Terre Pure, il a aussi étudié le Mikkyo avant de fonder sa propre tradition. Il a adapté certaines pratiques ésotériques à sa propre compréhension de l'enseignement bouddhiste.

Ninmon Kōbō Daishi (Ninmon Daishi) (1180–1233) : Un maître influent dans l'école Shingon, Ninmon a été un important propagateur des pratiques ésotériques au Japon. Il a joué un rôle clé dans la préservation et la transmission des enseignements ésotériques pendant une période de changements sociaux et politiques.

Gōyō Daishi (1850–1922) : Gōyō Daishi a été un maître important du bouddhisme Shingon au cours de la période moderne. Il a été impliqué dans la revitalisation et la diffusion des pratiques ésotériques à une époque où le bouddhisme traditionnel était en déclin au Japon.

Kōsō Shōnin (1758–1832) : Un maître Shingon influent, connu pour ses contributions aux pratiques ésotériques et à l'enseignement dans l'école Shingon. Il a travaillé pour la préservation et l'enseignement des rituels et des pratiques ésotériques.

Ces maîtres ont joué un rôle crucial dans le développement et la diffusion des pratiques ésotériques au Japon. Leurs enseignements et pratiques ont eu une influence durable sur le bouddhisme Mikkyo et ont contribué à l'enrichissement des traditions spirituelles japonaises.

Nous poursuivons notre investigation sur les différentes religions ou pratiques que Maître Usui aurait pu étudier pour parvenir au Reiki.

Le bouddhisme ésotérique

Les différents courants du bouddhisme ésotérique sont complexes, mais voici une présentation générale des principales écoles du bouddhisme ésotérique :

Bouddhisme ésotérique indien (7e-8e siècles) : Les premiers développements du bouddhisme ésotérique ont eu lieu en Inde aux VIIe et VIIIe siècles. Les traditions ésotériques se sont développées autour des textes tels que le «Guhyasamāja Tantra» et le «Mahāvairocana Tantra».

Shingon (Japon, 9e siècle) : Fondé au Japon au IXe siècle par Kukai, également connu sous le nom de Kobo Daishi. Le Shingon est influencé par le tantrisme Vajrayana indien et met l'accent sur la méditation, la visualisation, les rituels et l'utilisation de mantras.

Tendai (Japon, 9e siècle comme le Shingon) : Fondé par Saicho au Japon au IXe siècle. Bien que le Tendai ne soit pas exclusivement ésotérique, il intègre des éléments de méditation ésotérique et de rituels tantriques.

Bouddhisme ésotérique tibétain (7e siècle - présent) : Développé au Tibet à partir du VIIe siècle avec l'influence de maîtres indiens tels que Padmasambhava.

Il comprend les traditions Nyingma, Kagyu, Sakya, et Gelug, avec des pratiques telles que le « Vajrayana » et le « Dzogchen ».

Bouddhisme ésotérique chinois (Tang et Song, 7e-13e siècles) : Influence du tantrisme Vajrayana indien en Chine. Développement de traditions ésotériques comme le « Tangmi » et le « Shingon Chinois » pendant la période Tang et la dynastie Song.

Il est important de noter que ces écoles ont des caractéristiques spécifiques et des développements distincts, bien que partageant des éléments ésotériques communs issus du **tantrisme Vajrayana indien**.

Le tantrisme Vajrayana, également connu sous le nom de bouddhisme tantrique, a émergé en Inde vers le 6ème ou 7ème siècle. Cette forme de bouddhisme met l'accent sur des pratiques ésotériques, des rituels, des visualisations complexes, des mantras et des techniques spéciales de méditation pour atteindre l'illumination de manière accélérée. Il est caractérisé par l'utilisation de méthodes rituelles et symboliques.

Les origines exactes du Vajrayana sont complexes, car il a été influencé par diverses traditions indiennes anciennes, notamment **le bouddhisme Mahayana et le brahmanisme**. Il a été pratiqué par différentes écoles bouddhistes en Inde, telles que les écoles Sarvastivada et Mahasanghika.

Le **bouddhisme Mahayana** est l'une des principales branches du bouddhisme, aux côtés du **Theravāda** et du **Vajrayāna**. Le terme « Mahayana » signifie « Grande Voie » en sanskrit, et il représente une approche large et inclusive du bouddhisme.

Dans les traditions **Vajrayāna** et **Tantrique** du bouddhisme on retrouve le **Sūtra des Cent Syllabes** (ou **Vajrasattva Hundred Syllable Mantra**) qui est un texte sacré central. Il est particulièrement important dans les pratiques de purification et est associé au **Vajrasattva**, une divinité bouddhiste représentée comme un Bouddha tantrique.

Vajrasattva est un Bouddha de purification, souvent représenté avec un corps blanc et un Vajra (un sceptre symbolique de la sagesse et de la force) dans chaque main. Il est vénéré comme une figure qui aide à purifier les obstacles spirituels et karmiques.

La pratique de Vajrasattva est centrée sur la purification des obscurcissements mentaux et karmiques. Le mantra de Vajrasattva est utilisé pour nettoyer les impuretés et les obstacles sur le chemin spirituel.

Le Sūtra des Cent Syllabes est un texte qui contient le mantra de Vajrasattva en version complète. Ce mantra est composé de 100 syllabes, chaque syllabe ayant une signification spécifique dans le processus de purification.

Dans les traditions Vajrayāna, le Sūtra des Cent Syllabes est utilisé lors de rituels et de pratiques de purification pour éliminer les karmas négatifs et les obstructions mentales. Il est également utilisé dans les rituels de confession et de purification.

Le mantra des Cent Syllabes est généralement récité en sanskrit ou en tibétain dans les pratiques tantriques.

Dans les rituels de purification, le mantra est récité de manière répétée pour nettoyer les obstructions spirituelles. Les pratiquants peuvent méditer sur Vajrasattva et utiliser le mantra pour invoquer sa bénédiction et sa purification.

Les pratiquants visualisent souvent Vajrasattva devant eux ou au-dessus de leur tête pendant la récitation du mantra. Ils imaginent que les obstacles karmiques et les impuretés se dissolvent dans la lumière de Vajrasattva.

Le mantra est également utilisé dans les rituels de confession, où les pratiquants confessent leurs erreurs et manquements tout en récitant le mantra pour demander la purification et la réparation des fautes.

La récitation régulière du mantra est vue comme un moyen efficace pour réparer le karma négatif et renforcer les pratiques spirituelles.

Le Sūtra des Cent Syllabes est un texte essentiel dans le bouddhisme tantrique et Vajrayana, offrant un moyen puissant pour la purification des obstructions karmiques et spirituelles. En récitant le mantra associé à Vajrasattva, les pratiquants cherchent à nettoyer leurs impuretés, renforcer leur pratique spirituelle, et obtenir des bénédictions divines.

Le Mantra (sutra)-de-cent-syllabes
Le Mantra de purification de Vajrasattva

«Oṃ vajrasattva samaya / manupalaya / vajrasattva teno patiṣṭha / drdho me bhava / sutoṣyo me bhava / supoṣyo me bhava / anurakto me bhava / sarva siddhiṃ me prayaccha / sarva karma su ca me / cittaṃ śriyaṃ kuru hūṃ / ha ha ha ha ho / bhagavan / sarva tathāgata / vajra ma me munca / vajri bhava / maha samaya sattva / āḥ.»

« Oṃ, tiens-toi près de moi, ô Vajrasattva, sois ferme en moi, sois très satisfait de moi, sois très proche de moi, sois attaché à moi, accorde-moi toute réussite, purifie tout mon karma et mon esprit, rends mon esprit brillant et puissant, hūṃ. Ô le Seigneur, tous les Tathagatas, ne me libère pas, sois mon vajra, sois, ô grand esprit du serment, āḥ.».

Le Mahayana a émergé environ cinq siècles après la mort de Siddhartha Gautama (le Bouddha), au cours des premiers siècles de notre ère. Il est né en réaction aux écoles plus anciennes du bouddhisme, comme le Theravāda, en développant une vision plus large et plus accessible du chemin vers l'illumination.

Le Mahayana se distingue par son adhésion à un corpus de textes appelé les **Sutras Mahayana**, en plus des enseignements du canon Pali (Theravāda). Ces textes incluent des écrits tels que le **Sutra du Lotus** (Saddharma Pundarika Sutra), le **Sutra de la Perfection de la Sagesse** (Prajnaparamita Sutra), et le **Sutra de la Terre Pure** (Amitabha Sutra).
L'un des concepts centraux du Mahayana est celui du **bodhisattva**, un être qui aspire à atteindre l'illumination non seulement pour soi-même mais aussi pour aider tous les êtres sensibles à atteindre l'illumination. Le bodhisattva s'engage à suivre le chemin du Mahayana pour la libération collective plutôt qu'individuelle.

Le Mahayana enseigne que tous les êtres sensibles possèdent une **nature de Bouddha** innée, ce qui signifie que chacun a le potentiel pour atteindre l'illumination.

Le Mahayana met l'accent sur la **compassion** (Karuna) et la **sagesse** (Prajna). Les pratiques incluent la méditation, la récitation de mantras, et la pratique de la générosité et de la compassion envers les autres.

Les Écoles Principales sont :

- **Zen** : Connue pour sa pratique intensive de la méditation (zazen) et son approche directe de l'illumination.
- **Pure Land** : Met l'accent sur la foi dans le Bouddha Amitabha et la pratique des prières pour renaître dans le « Terre Pure », un paradis bouddhiste où l'atteinte de l'illumination est facilitée.
- **Nichiren** : Concentre ses pratiques sur le Sutra du Lotus, affirmant que ce texte est la quintessence de l'enseignement du Bouddha.
- **Tibétain** (Vajrayana) : Une branche influencée par le Mahayana qui intègre des pratiques ésotériques et rituelles spécifiques.

Contrairement au **Theravada** (voie des anciens), qui se concentre sur l'atteinte du Nirvana, le Mahayana cherche à atteindre l'illumination pour le bien de tous les êtres, non seulement pour soi-même.

Le Mahayana accepte une variété de textes et de doctrines supplémentaires non inclus dans le canon Pali, et propose une vision plus flexible et expansive du chemin vers l'illumination.

Le canon Pali, également appelé Tipitaka, est l'ensemble des écritures bouddhistes dans la tradition Theravada. Il est écrit en langue Pali et comprend trois sections :

- Le Vinaya Pitaka (disciplines monastiques)
- Le Sutta Pitaka (sermons et enseignements du Bouddha)
- L'Abhidhamma Pitaka (analyses philosophiques et doctrinales)

Le Theravada est principalement pratiqué en Asie du Sud et du Sud-Est, notamment en Sri Lanka, en Thaïlande, en Birmanie, au Laos et au Cambodge.

Le Sutta Pitaka est une partie du canon Pali et contient de nombreux discours attribués au Bouddha et à ses principaux disciples. Il est divisé en cinq collections principales appelées Nikayas. Voici une brève description de chacune :

Digha Nikaya (Collection des longs discours) : Contient 34 suttas, généralement plus longs et couvrant divers sujets allant de la cosmologie bouddhiste à la morale et à la méditation.

Majjhima Nikaya (Collection des moyens discours) : Composé de 152 suttas de longueur moyenne. Ces discours sont souvent utilisés pour l'enseignement en raison de leur portée pratique et accessible.

Samyutta Nikaya (Collection des discours groupés) : Organisé en 56 groupes (samyuttas) selon le thème. Contient plus de 2 800 suttas, couvrant des sujets variés, principalement sous forme de dialogues.

Anguttara Nikaya (Collection des discours numériques) : Classé par nombre croissant d'items dans les discours, d'un à onze. Contient plus de 9 000 suttas, souvent brefs et concis.

Khuddaka Nikaya (Collection des petits textes) : Un recueil diversifié de textes plus courts, comprenant des œuvres célèbres comme le Dhammapada (versets de la doctrine), le Jataka (récits des vies antérieures du Bouddha), et le Sutta Nipata (une collection de suttas).

Quelques Suttas Célèbres :

Digha Nikaya :
DN 16, Mahaparinibbana Sutta : Relate les derniers jours du Bouddha.
DN 22, Mahasatipatthana Sutta : Sur la pratique de la pleine conscience.

Majjhima Nikaya :
MN 10, Satipatthana Sutta : Instructions détaillées sur la méditation de la pleine conscience.
MN 118, Anapanasati Sutta : Sur la pratique de la pleine conscience de la respiration.

Samyutta Nikaya :
SN 56.11, Dhammacakkappavattana Sutta : Le premier sermon du Bouddha après son éveil, sur les Quatre Nobles Vérités.

Anguttara Nikaya :
AN 3.65, Kalama Sutta : Enseigne l'importance de la vérification personnelle et de l'expérience directe dans la pratique spirituelle.

Khuddaka Nikaya :
Dhammapada : Une collection de versets attribués au Bouddha, résumant des points essentiels de sa doctrine.
Jataka : Histoires des vies antérieures du Bouddha en tant que bodhisattva.

Accès aux Textes :

Le Sutta Pitaka est disponible en traduction dans plusieurs langues, y compris l'anglais et le français. Vous pouvez trouver des traductions en ligne sur des sites comme :

SuttaCentral : https://suttacentral.net/
Access to Insight : https://www.accesstoinsight.org/

Ces sites offrent des versions traduites et originales des suttas, permettant un accès facile aux textes du canon Pali.

Le Mahayana a influencé des régions d'Asie de l'Est comme la Chine, le Japon, la Corée et le Vietnam, où ses différentes écoles et traditions se sont développées.

Les pratiques Mahayana incluent la méditation, le chant de mantras, les offrandes, et les cérémonies pour cultiver la sagesse et la compassion, en mettant l'accent sur l'aide aux autres et la transformation intérieure.

Le bouddhisme Mahayana représente une vision inclusive et expansive du chemin bouddhiste, mettant l'accent sur la compassion et l'aide aux autres tout en reconnaissant le potentiel d'illumination en chaque être.

Le terme « **bouddhisme brahmanisme** » est en réalité une confusion ou une mauvaise interprétation des concepts de **bouddhisme** et de **brahmanisme**. Ces deux traditions sont distinctes et ont des origines et des pratiques très différentes.

Le bouddhisme a été fondé par Siddhartha Gautama, connu sous le nom de Bouddha, au 6e siècle avant notre ère en Inde. Il est né dans un contexte culturel où le brahmanisme était dominant.

Les principes sont :

- **Quatre Nobles Vérités** : La souffrance (dukkha), son origine, la cessation de la souffrance et le chemin menant à la cessation de la souffrance.
- **Noble Chemin Octuple** : Une voie de pratique éthique, mentale et de sagesse pour atteindre l'illumination (Nirvana).
- **Rejet du Soi Permanent** : Le bouddhisme rejette l'idée d'un soi permanent (atman), contrairement aux croyances brahmaniques.

L'objectif du bouddhisme est d'atteindre l'illumination (Nirvana) et de sortir du cycle de la réincarnation et de la souffrance (samsara).
Le brahmanisme est une forme ancienne de religion védique qui a évolué vers ce que nous appelons aujourd'hui l'hindouisme. Il est basé sur les Védas, les textes sacrés les plus anciens de l'Inde.

Le brahmanisme enseigne la croyance en un soi éternel et universel (Brahman) et en une âme individuelle (Atman) qui est en essence identique à Brahman.

La pratique religieuse brahmanique inclut des rituels complexes, des sacrifices et des prières pour honorer les divinités et maintenir l'ordre cosmique.

La croyance en la réincarnation (samsara) et en la loi du karma (les actions et leurs conséquences) est centrale.

L'objectif du brahmanisme est de réaliser l'union de l'Atman avec le Brahman, atteignant ainsi la libération (moksha) du cycle de la réincarnation.

Le bouddhisme et le brahmanisme (qui évoluera vers l'hindouisme) ont émergé dans le même contexte culturel indien ancien, mais ils présentent des approches très différentes de la spiritualité et de la philosophie.

Le bouddhisme rejette le concept d'un soi permanent et la nécessité des rituels brahmaniques, se concentrant plutôt sur la pratique intérieure et la libération de la souffrance.

Le brahmanisme (ou hindouisme védique) met l'accent sur le maintien des rituels et l'atteinte de la libération en réalisant l'identité entre l'Atman et le Brahman.

Au cours des siècles, le bouddhisme a eu un impact sur le brahmanisme et vice versa, avec des échanges de concepts et parfois des influences réciproques. Cependant, ils sont restés des traditions distinctes avec des enseignements et des pratiques uniques.

Il n'existe pas de tradition appelée « bouddhisme brahmanisme » en tant que telle, car le bouddhisme et le brahmanisme sont deux systèmes de croyances distincts avec des origines, des principes et des objectifs différents. Le bouddhisme se concentre sur la cessation de la souffrance à travers la réalisation de la non-existence du soi permanent, tandis que le brahmanisme (ou hindouisme) se concentre sur l'union du soi individuel avec le soi universel, Brahman.

Certains des premiers fondateurs et propagateurs du bouddhisme tantrique incluent des figures comme Padmasambhava, Nagarjuna, Asanga et d'autres maîtres tantriques renommés.

Le Vajrayana a évolué et s'est développé dans différentes régions de l'Inde avant de se répandre ensuite au Tibet, au Népal, au Bhoutan et dans d'autres régions himalayennes.

Les lieux de son développement initial se trouvent principalement dans les régions du nord de l'Inde, notamment dans des centres monastiques renommés comme Nalanda et Vikramashila, où ces enseignements et pratiques tantriques ont été étudiés, développés et transmis.

Mikkyo

Le bouddhisme Mikkyo est une forme ésotérique du bouddhisme, souvent associé au Vajrayana ou au bouddhisme ésotérique. Au Japon, Mikkyo est principalement représenté par les écoles **Shingon et Tendai**.
Mikkyo se concentre sur des pratiques ésotériques avancées, utilisant des rituels, des mantras, des mudras (gestes symboliques), des mandalas et des visualisations complexes pour accéder à l'illumination et à la libération spirituelle. Ces pratiques visent à réaliser la nature bouddhique innée en utilisant des méthodes ésotériques souvent transmises de maître à disciple.

Le bouddhisme Mikkyo met l'accent sur l'importance de la relation entre le pratiquant et le maître, la pratique méditative et la compréhension approfondie des enseignements ésotériques. Ces enseignements ne sont souvent divulgués qu'à des étudiants avancés après avoir établi une base solide dans le bouddhisme et la méditation.

L'école Shingon, fondée par Kukai (Kobo Daishi), et l'école Tendai, fondée par Saicho, sont deux des principales écoles au Japon qui enseignent le bouddhisme Mikkyo. Ces écoles incorporent des pratiques ésotériques complexes et des enseignements ésotériques transmis de manière sélective aux étudiants avancés.
«Guhyasamāja Tantra» et le «Mahāvairocana Tantra».

Le **Guhyasamāja Tantra** est un texte clé dans le bouddhisme Vajrayāna, en particulier dans l'école **Shingon** du bouddhisme ésotérique japonais et dans les traditions tibétaines. C'est l'un des tantras les plus importants de la tradition tantrique, qui contient des enseignements ésotériques sur la méditation, les rituels et la transformation spirituelle.

Guhyasamāja Tantra (Sanskrit : गूयसामाज तन्त्र, Guḥyasamāja Tantra) : Le terme «Guhyasamāja» se traduit par «L'Assemblée Secrète» ou «L'Assemblée des Secrets». Ce texte traite des pratiques de yoga tantrique, des méditations sur la divinité, et des rituels ésotériques. Il est essentiel pour comprendre la pratique tantrique du bouddhisme Vajrayāna. Il est considéré comme un des tantras les plus influents dans les traditions tibétaines et dans le Shingon japonais, avec une importance particulière pour les enseignements ésotériques et les pratiques méditatives.

Le texte tibétain du Guhyasamāja Tantra est conservé dans les collections de textes sacrés tibétains, disponibles dans les monastères et les bibliothèques spécialisées. Des traductions du Guhyasamāja Tantra sont disponibles en anglais et dans d'autres langues. Les traductions et commentaires sont souvent publiés par des éditeurs académiques et des institutions bouddhistes spécialisées.

Des extraits et des traductions du Guhyasamāja Tantra peuvent être disponibles sur des sites spécialisés en bouddhisme tantrique ou ésotérique.

Les institutions académiques et les centres de recherche en bouddhisme peuvent également fournir des ressources ou des guides pour accéder au texte.

Le Guhyasamāja Tantra est un texte fondamental dans le bouddhisme Vajrayāna et le Shingon.

Aperçu général et des extraits de passages typiques basés sur les traductions et les commentaires disponibles.

« Hommage à l'assemblée des initiés secrets ! À la source de toute joie et bonheur, je rends hommage au Grand Maître des secrets »
Cette invocation établit le contexte ésotérique du tantra, honorant la lignée et les maîtres spirituels.

« Le méditant visualise le mandala du corps de la déité avec une grande précision. Le centre est occupé par la déité principale, entourée des consorts et des protecteurs »
Ce passage décrit la pratique de la méditation tantrique, où le pratiquant visualise un mandala sacré comme une représentation du corps divin.

« En récitant les mantras sacrés avec une concentration pure, le yogi transforme les obscurités en lumière et les impuretés en nectar pur »
Ce passage illustre l'utilisation des mantras pour purifier et transformer l'esprit et le corps à travers des rituels tantriques.

« Les phénomènes ne sont ni existentiels ni non-existants ; ils sont la vacuité même. Comprendre ceci est la clé pour réaliser la nature ultime de la réalité »
Ce texte exprime les principes de la vacuité et de l'illusion, qui sont centraux dans la philosophie tantrique et le bouddhisme Vajrayāna.

Le **Mahāvairocana Tantra** est un texte central dans le bouddhisme tantrique, notamment dans les traditions **Vajrayāna** et **Shingon.**

Mahāvairocana Tantra (Sanskrit : महावैरोचनतन्त्र, Mahāvairocana Tantra). Le terme "Mahāvairocana" signifie "Le Grand Vairocana". Vairocana est une figure centrale dans le bouddhisme tantrique, souvent considéré comme un aspect du Bouddha primordial, symbolisant la lumière universelle et la sagesse. Ce tantra est fondamental dans le bouddhisme Vajrayāna pour ses enseignements sur la nature ultime de la réalité et les pratiques méditatives.

Le Mahāvairocana Tantra traite de la nature ultime de la réalité, en mettant l'accent sur la vacuité et l'illumination. Vairocana est souvent perçu comme une manifestation de la réalité ultime ou du Bouddha primordial.

Le texte contient des instructions sur les pratiques méditatives, les rituels et les visualisations associés au culte de Vairocana. Il décrit comment les pratiquants peuvent accéder à la sagesse et à la compassion en s'alignant avec la nature de Vairocana.

Le tantra détaille les pratiques de visualisation de mandalas et de déités, qui sont essentielles pour les rituels tantriques.

Le Mahāvairocana Tantra est structuré en plusieurs sections, chacune abordant différents aspects des enseignements ésotériques, des pratiques et des rituels.

Introduction et Invocation :

« Hommage à Vairocana, le Grand Bouddha, source de toute lumière et sagesse. Que par la grâce de ce tantra, tous les êtres puissent réaliser la nature ultime de la réalité. »

Pratiques Méditatives :

« Visualisez Vairocana en tant que lumière pure et universelle, émanant de chaque point du mandala. En méditant sur cette lumière, transcendez les illusions et percevez la vacuité essentielle de tous les phénomènes. »

Rituels et Mantras :

« Répétez le mantra sacré avec une concentration claire, en offrant chaque syllabe comme une libération des obscurcissements. »

Le **Mahāvairocana Tantra** et le **Guhyasamāja Tantra** sont des textes fondamentaux dans le bouddhisme Vajrayana, offrant des enseignements et des pratiques sur la nature de la réalité, les méditations ésotériques, et le culte de Vairocana. Pour accéder aux textes complets et à leurs traductions, les ressources académiques, les bibliothèques spécialisées et les centres bouddhistes sont des points de départ précieux.

Le bouddhisme Shingon 真言

Le bouddhisme Shingon est une des principales écoles du bouddhisme ésotérique japonais, fondée par le moine Kukai, également connu sous le nom de Kobo Daishi, au 9ème siècle. Shingon, qui signifie littéralement « la parole vraie », met l'accent sur la méditation, les rituels complexes, la visualisation et les pratiques ésotériques pour atteindre l'illumination.

Cette école bouddhiste enseigne la croyance en la nature innée de la bouddhéité en chaque individu et vise à atteindre l'illumination en cette vie même, contrairement à d'autres écoles bouddhistes qui visent la libération du cycle des renaissances (samsara) sur plusieurs vies.

Les pratiques du Shingon sont souvent basées sur des rituels de mantra, de mudras (gestes symboliques des mains), de mandalas (représentations symboliques de l'univers) et de méditation. Les adeptes croient en l'utilisation de ces pratiques ésotériques pour atteindre l'illumination et la réalisation de la vraie nature de l'esprit.

La tradition Shingon est toujours pratiquée au Japon, avec des temples dédiés à cette école et des adeptes qui continuent à suivre ses enseignements et ses pratiques spirituelles.

Kobo Daishi, également connu sous le nom de Kukai, était un moine bouddhiste japonais du 9ème siècle est le fondateur de l'école Shingon du bouddhisme ésotérique au Japon. Né en 774, Kukai était un érudit brillant et un praticien dévoué du bouddhisme.

Il a voyagé en Chine où il a étudié les enseignements ésotériques du bouddhisme Vajrayana, appelé aussi Tantrisme bouddhique, avant de retourner au Japon pour enseigner et propager ces enseignements. À son retour, il a établi au Mont Koya, un centre important pour la pratique du Shingon, situé dans la préfecture de Wakayama au Japon, qui est toujours un lieu sacré pour cette école bouddhiste.

Kukai est vénéré pour son rôle de pionnier dans l'introduction et la propagation du bouddhisme ésotérique au Japon. Il a également joué un rôle crucial dans le développement de la langue japonaise, créant de nouveaux systèmes d'écritures et traduisant des textes religieux importants.

Après sa mort, Kukai a été honoré et considéré comme une figure vénérable dans le bouddhisme japonais. Il est souvent désigné sous le titre honorifique de Kobo Daishi, 弘法大師, qui signifie « le grand enseignant qui répand la loi ». Sa contribution à la spiritualité, à la culture et à la philosophie au Japon est immense, et son héritage reste très respecté à ce jour.

Le Vajrasekhara Sutra est un texte vaste et complexe. Voici un passage qui résume certains des enseignements ésotériques du Vajrasekhara :

« En ce monde, il n'y a rien à atteindre, rien à réaliser. C'est seulement en transcendant les conceptions limitées de l'ego et en réalisant la vraie nature de l'esprit que l'on atteint l'état de Bouddha. Méditez sur la vacuité, la clarté et l'union de ces deux aspects de la conscience. Par la pratique des mantras sacrés et des mudras, purifiez l'esprit et réalisez la nature innée de la bouddhéité en vous-même. »

Dans le bouddhisme Shingon, on trouve plusieurs Bouddhas et divinités vénérés. Parmi les principaux, on retrouve :

Vairocana (Dainichi Nyorai / 大日如来) : Vairocana est le **Bouddha primordial** et central dans le bouddhisme Shingon. Il représente l'illumination ultime et la vérité absolue. Souvent associé au Dharmachakra (la roue du Dharma). Il est placé au centre du mandala et est souvent représenté avec le mudra de la méditation.

Amitabha (Amida Nyorai / 阿弥陀如来) : Bouddha de la lumière infinie et de la vie infinie, il est également vénéré dans le bouddhisme de la Terre Pure. Il est symbolisé par le lotus, symbolisant la pureté et la renaissance. Représenté en méditation avec ses mains dans le mudra de la méditation.

Akshobhya (Ashuku Nyorai / 阿閦如来) : Représente l'immuabilité et la pureté, transformant la colère en sagesse. Son symbole est le Vajra (foudre), symbolisant la force indestructible. Représenté en méditation en touchant la terre avec la main droite (bhumisparsha mudra).

Ratnasambhava (Hosho Nyorai / 宝生如来) : Incarnation de la richesse spirituelle et de l'égalité, transformant la jalousie en équanimité. Joyau, représentant la richesse spirituelle. Représenté avec la main droite en varadamudra.

Amoghasiddhi (Fukuko Nyorai / 不空成就如来) : Bouddha de l'accomplissement parfait, symbolisant le succès des actions vertueuses.

Double Vajra (Visvavajra), représentant l'accomplissement de toutes les actions. Représenté avec la main droite en abhayamudra.

Mahavairocana (Dainichi Nyorai / 大日如来) : Souvent utilisé de manière interchangeable avec Vairocana, il représente la forme cosmique de Bouddha. Son symbole est le Mandala cosmique. Représenté dans le mandala Garbhadhatu (Mandala de la Matrice) et le mandala Vajradhatu (Mandala du Diamant).

Bhaiṣajyaguru (Yakushi Nyorai / 薬師如来) : Bouddha de la médecine, il symbolise la guérison et la longévité. Son symbole est le pot de médecine ou bol.
Souvent représenté avec une jarre de médicaments dans la main gauche et la main droite en abhayamudra.

Les Mandalas Importants dans le Bouddhisme Shingon

Les Bouddhas du bouddhisme Shingon sont souvent représentés dans des mandalas, deux des plus importants étant :

- **Mandala Garbhadhatu (胎蔵界曼荼羅 Taizōkai Mandara)** : Mandala de la Matrice.

- **Mandala Vajradhatu (金剛界曼荼羅 Kongōkai Mandara)** : Mandala du Diamant.

Ces mandalas sont utilisés dans les pratiques ésotériques et rituels pour guider les pratiquants vers l'illumination, en se concentrant sur les différentes formes et aspects des Bouddhas et bodhisattvas qu'ils contiennent.

Les légendes et récits mystiques du Shingon

Les légendes et récits mystiques du Shingon sont empreints de mysticisme et de révélations spirituelles. Ces récits jouent un rôle crucial dans la compréhension et la transmission des pratiques ésotériques du Shingon. Voici quelques-unes des principales légendes et récits mystiques associés à cette tradition :

Selon la tradition Shingon, Kūkai aurait eu une vision directe de Vairocana (**Dainichi Nyorai**), le Bouddha primordial, lors de son séjour en Chine. Dans cette vision, Vairocana aurait révélé à Kūkai les enseignements secrets du Shingon, y compris les mantras, les rituels, et les pratiques de méditation ésotériques.

Ces révélations auraient permis à Kūkai de comprendre et de transmettre les pratiques ésotériques du Shingon au Japon. Les récits affirment que Kūkai a reçu des instructions détaillées sur la manière de pratiquer et de transmettre ces enseignements sacrés.

Les légendes associent Kūkai à de nombreux miracles. Par exemple, il est dit qu'il a pu manipuler les éléments naturels, comme invoquer de la pluie ou apaiser des tempêtes, grâce à ses pouvoirs spirituels acquis à travers ses pratiques ésotériques.

Certaines légendes affirment que Kūkai a écrit des textes sacrés et des mantras sous l'influence divine ou avec l'aide de déités spirituelles. Ces écrits sont considérés comme ayant une grande puissance spirituelle.

Kūkai est associé au Mont Kōya (Kōyasan), où il aurait médité et pratiqué intensivement. Les légendes racontent qu'il est toujours en méditation dans une grotte sur le Mont Kōya, attendant le moment propice pour revenir et guider les pratiquants.

Il est dit que Kūkai a établi des temples sur le Mont Kōya, qui sont devenus des centres importants pour la pratique et l'étude du Shingon. Ces temples sont considérés comme des lieux sacrés où les enseignements ésotériques sont préservés et transmis.

Les récits mystiques dans le Shingon incluent des visions de mandalas célestes, représentant des univers spirituels et des aspects de la divinité. Ces mandalas sont utilisés dans les pratiques méditatives pour représenter la réalité ultime et les qualités des déités.

Les récits décrivent comment les mandalas sont révélés lors d'initiations sacrées, où les pratiquants reçoivent une vision directe des mandalas et sont guidés à travers des pratiques ésotériques pour comprendre leur signification profonde.

Les récits mystiques décrivent souvent la réception de mantras sacrés par des pratiquants lors de révélations divines. Ces mantras sont considérés comme puissants et essentiels pour accéder à la sagesse ésotérique et réaliser les objectifs spirituels.

Des histoires racontent comment les maîtres du Shingon reçoivent des pouvoirs spirituels, comme la capacité de guérir ou de voir au-delà des apparences matérielles, à travers leur pratique des rituels et des mantras.
Les récits mystiques affirment que certains textes sacrés du Shingon ont été révélés directement par des êtres célestes ou des déités. Ces textes sont considérés comme des révélations divines qui apportent des instructions précises pour la pratique ésotérique.

Il est dit que ces textes ont été transmis par des visions ou des apparitions, où les maîtres ont vu des écritures sacrées ou reçu des instructions directement des déités.

Certaines légendes parlent de textes ésotériques cachés ou scellés dans des lieux sacrés, attendant d'être découverts par des praticants qualifiés. Ces textes sont souvent associés à des révélations futures ou à des périodes spécifiques de transformation spirituelle.

Les récits peuvent inclure des découvertes miraculeuses de ces textes par des maîtres ou des disciples, renforçant leur importance et leur autorité dans la tradition Shingon.

Les récits mystiques servent à légitimer et à valider les enseignements ésotériques du Shingon. Ils fournissent une base spirituelle pour les pratiques et les rituels, en montrant leur origine divine et leur efficacité.

Ces récits sont souvent transmis oralement ou à travers des écrits et jouent un rôle important dans la formation et la pratique des disciples. Ils forment une partie intégrante de la tradition et influencent profondément la compréhension et la pratique des enseignements ésotériques.

Les légendes et récits mystiques du Shingon offrent des perspectives fascinantes sur les origines, les pratiques et les expériences spirituelles de cette tradition bouddhiste ésotérique. Ils illustrent la manière dont les enseignements ésotériques sont perçus comme des révélations divines et fournissent une base spirituelle profonde pour la pratique et la transmission des enseignements sacrés. Ces récits enrichissent la compréhension du Shingon et renforcent la connexion spirituelle des praticants avec les aspects divins de leur tradition.

Dainichi Nyorai - La divinité principale du bouddhisme Shingon

Le Dainichi Nyorai, également connu sous le nom de Mahavairocana en sanskrit, est une divinité centrale du bouddhisme ésotérique, notamment dans l'école Shingon au Japon, qui fait partie du bouddhisme Mahayana.

Dans le contexte du Mahayana, Dainichi Nyorai est considéré comme l'un des Bouddhas les plus élevés, représentant la réalité ultime ou l'illumination universelle. Il incarne la sagesse, la vacuité et la nature essentielle de tous les phénomènes.

Dans le Mahayana, il y a une diversité de compréhension et de vénération des différents Bouddhas et Bodhisattvas. Dainichi Nyorai est spécifiquement vénéré dans l'école Shingon, qui met l'accent sur les enseignements ésotériques, les pratiques rituelles et méditatives avancées.

Bien que Dainichi Nyorai soit particulièrement associé à l'école Shingon, il est également vénéré dans d'autres branches du bouddhisme Mahayana où sa représentation symbolique de la réalité ultime et de l'éveil universel est honorée. Sa signification et son importance varient quelque peu selon les différentes traditions et écoles du Mahayana, mais il demeure un symbole central de sagesse transcendante et d'éveil.

Le bouddhisme Mahayana est l'une des principales branches du bouddhisme, émergée au début de l'ère commune dans l'Inde ancienne. Ce terme signifie littéralement « Grand Chemin » et il représente une approche du bouddhisme qui met l'accent sur la compassion universelle, l'idée de la vacuité (śūnyatā) et la possibilité de devenir un bodhisattva, quelqu'un qui poursuit l'éveil pour le bien de tous les êtres.

Le Mahayana reconnaît un ensemble plus vaste de textes sacrés par rapport à d'autres traditions bouddhistes. Il inclut des sutras spécifiques mettant en avant des enseignements du Bouddha Gautama, mais aussi de nombreux textes qui ont été développés ultérieurement.

Les idéaux du Mahayana mettent l'accent sur la compassion universelle et encouragent les pratiquants à chercher l'éveil non seulement pour eux-mêmes, mais également pour aider tous les êtres à atteindre la libération. Les bodhisattvas, dans cette tradition, retardent leur propre éveil pour aider les autres à se libérer de la souffrance.

Parmi les différentes écoles du bouddhisme Mahayana, on trouve le Zen, le Tiantai, le Pure Land (ou Terre Pure), le Nichiren, entre autres. Ces écoles partagent des principes fondamentaux, mais peuvent différer dans leurs pratiques, leurs méthodes de méditation et leurs interprétations des enseignements.

Le Mahayana a eu une influence majeure dans de nombreux pays asiatiques, façonnant profondément le bouddhisme dans des régions telles que la Chine, le Japon, la Corée, le Vietnam et le Tibet, tout en continuant à avoir un impact significatif dans la pratique bouddhiste à travers le monde aujourd'hui.

Dans le bouddhisme Mahayana, la doctrine des Trois Corps (Trikaya) est une compréhension fondamentale de la nature multiple ou tripartite du Bouddha.
1 : Dharmakaya (hosshin) : Le Dharmakaya, ou Corps de la Loi, est la nature essentielle et ultime du Bouddha. Il représente la réalité ultime, la nature de l'éveil et la vacuité universelle. C'est l'état transcendantal au-delà des formes et des concepts.

2 : Sambhogakaya (hojin) : Le Sambhogakaya, ou Corps de Béatitude Parfaite, est la forme subtile du Bouddha. Il est associé à la béatitude céleste et à la capacité de communiquer avec des disciples avancés par le biais de formes divines ou de manifestations lumineuses.

3 : Nirmanakaya (ojin) : Le Nirmanakaya, ou Corps d'Émanation, est la forme physique ou manifestée du Bouddha. Il fait référence aux apparitions physiques du Bouddha dans le monde pour enseigner et guider les êtres. C'est la forme que les êtres peuvent voir et interagir avec dans le monde physique.

Cette doctrine des Trois Corps montre les différentes façons dont la nature de l'éveil se manifeste pour bénéficier aux êtres. Elle explique comment le Bouddha, tout en ayant une nature ultime transcendantale, se manifeste dans des formes accessibles pour guider et aider les êtres à avancer sur le chemin de l'éveil.

Cette compréhension des Trois Corps est importante dans le Mahayana pour saisir la nature multiple du Bouddha et sa capacité à influencer et à guider les pratiquants à travers différentes dimensions de l'existence.
Dans tradition Shingon, « les Trois Corps ne font qu'un (sanjin soku itsu) ». (三身即一)

Le bouddhisme Mahayana englobe plusieurs doctrines et écoles, avec ses caractéristiques distinctes et ses enseignements spécifiques. Voici quelques-unes des principales doctrines du Mahayana :

École Madhyamaka (Voie du Milieu) : son fondateur est Nagarjuna. La philosophie de Madhyamaka met l'accent sur la nature de la vacuité (śūnyatā) et la Voie du Milieu entre les extrêmes. Nagarjuna est célèbre pour ses stances sur la Voie du Milieu.

École Yogacara (Cittamatra ou Idéalisme) : ses Fondateurs : Asanga et Vasubandhu. L'École Yogacara met l'accent sur la nature de la conscience et la construction des phénomènes mentaux. Elle souligne l'idéalisme et la nature interdépendante de la réalité.

École Tiantai (ou Tendai au Japon) : L'école Tiantai est connue pour sa classification des enseignements bouddhiques en cinq périodes, avec une emphase sur la méditation et la coexistence harmonieuse des différents enseignements.

École Pure Land : ses fondateurs sont Honen (au Japon) pour le Jodo Shu, Shinran pour le Jodo Shinshu. L'École Pure Land met l'accent sur la dévotion au Bouddha Amitabha et la pratique de la récitation du nom d'Amitabha (nembutsu) pour atteindre la Terre Pure et l'éveil.

École Chan (ou Zen au Japon) : son fondateur est le Bodhidharma (considéré comme le fondateur mythique). L'École Chan, ou Zen, est connue pour ses pratiques méditatives intenses, en particulier le zazen (méditation assise), et son emphase sur l'expérience directe de l'éveil.

École Nichiren : son fondateur est Nichiren. L'école Nichiren met l'accent sur la récitation du mantra Nam Myoho Renge Kyo et l'adoration du Sutra du Lotus. Elle cherche à apporter le salut universel en s'appuyant sur le Sutra du Lotus.

Chacune de ces écoles présente des enseignements uniques sur la nature de la réalité, la pratique spirituelle et la voie vers l'éveil. Les figures clés associées à ces doctrines ont influencé le développement du bouddhisme Mahayana et ont laissé un impact durable sur la pensée et la pratique bouddhiste.

Les enseignements du Sutra Mahavairocana

Le bouddhisme Shingon comprend les sept chapitres du Sutra Mahavairocana (Dainichi-kyo) comme sutra de base pour la propagation et a répandu la croyance en celui-ci auprès des gens.

Les sept chapitres :

1 : Introduction et Salutations : Le premier chapitre introduit le sutra et présente des salutations aux Bouddhas et aux Bodhisattvas.

2 : Chapitre sur la Pureté : Ce chapitre discute de la nature pure de Mahavairocana, soulignant sa transcendance et sa perfection.

3 : Chapitre sur les Pratiques : Il traite des pratiques méditatives, des visualisations et des rituels pour atteindre l'illumination, mettant l'accent sur la pratique ésotérique.

4 : Chapitre sur les Mudras : Ce chapitre aborde les mudras, les gestes symboliques utilisés dans les pratiques rituelles pour représenter et réaliser des aspects de l'éveil.

5 : Chapitre sur les Mantras : Il présente l'importance des mantras sacrés et leurs utilisations dans la purification et l'éveil spirituel.

6 : Chapitre sur les Offrandes : Ce chapitre discute des offrandes, des dons et de leur signification dans le contexte des pratiques spirituelles.

7 : Chapitre sur la Conclusion : Le dernier chapitre offre des enseignements supplémentaires, des récapitulations et des conclusions pour réaffirmer les principes ésotériques du sutra.

Quelques extraits :

Extrait du Chapitre sur la Pureté : « La nature du Dharma est immaculée, non duelle, n'ayant ni intérieur ni extérieur, transcendant toutes les dualités. C'est l'état où l'on réalise la vacuité et la clarté. »

Extrait du Chapitre sur les Pratiques : « Concentrez-vous sur la méditation, pratiquez les visualisations des mandalas, de Mahavairocana et des divinités, et réalisez la nature de l'éveil en unifiant votre esprit avec le cosmos. »

Extrait du Chapitre sur les Mudras : « Utilisez les mudras sacrés pour établir une connexion directe avec la divinité, réalisez la signification profonde de chaque geste et expérimentez l'union de la sagesse et de la compassion. »

Sa doctrine fondamentale est expliquée dans le « Chapitre sur les étapes de l'esprit ».

« Comment pouvons-nous devenir illuminés ? »

C'est en connaissant notre propre esprit tel qu'il est réellement.
Les êtres humains possèdent toutes les vertus du Bouddha dans leur propre esprit, et cet esprit qui porte les vertus du Bouddha est appelé l'esprit qui aspire à réaliser **l'illumination**. C'est la première chose qu'il faut comprendre.

On peut dire que les doctrines du bouddhisme Shingon et les enseignements de Kobo Daishi commencent et se terminent par l'aspiration à la réalisation de l'illumination. Le Sutra Mahavairocana est un sutra qui explique les vertus du Bouddha Mahavairocana, qui est la source de la vie, et ces vertus du Bouddha sont exprimées dans la lettre sanskrite « A », qui se prononce « **Ah** ». Cette lettre **A** représente l'esprit qui aspire à l'illumination, et la connaissance de son propre esprit ; c'est connaître sa propre aspiration à la réalisation de l'illumination.

Kobo Daishi a également déclaré :

« La lettre A représente l'esprit qui aspire à réaliser l'illumination. »

Le processus par lequel on développe une seule goutte d'aspiration à la réalisation de l'illumination et devient un Bouddha dans ce corps est expliqué dans le Sutra Mahavairocana en trois phrases :

« Faire de l'aspiration à réaliser l'illumination la cause ;
Faites d'une grande compassion le fondement de vos actions ;
Avoir des moyens habiles et parfaits. »

Ces phrases indiquent le processus pour devenir un Bouddha dans ce corps et clarifient également le contenu de cette illumination.

Tout d'abord, élever l'aspiration à la réalisation de l'illumination est le point de départ pour devenir Bouddha. Ensuite, il est dit qu'il faut le nourrir en agissant uniquement grâce à l'immense compassion du Bouddha. Protégés par cette compassion, nous pouvons avancer vers nos objectifs en toutes choses, et même atteindre l'illumination se fait grâce au pouvoir de la grande compassion du Bouddha. La troisième phrase parle de moyens habiles comme objectif de perfection, et les moyens habiles font ici référence aux moyens qui peuvent bénéficier aux autres. Ces trois phrases expliquent que nous devons nous engager pleinement dans la pratique du bodhisattva consistant à contribuer au bien-être et au bénéfice du monde jusqu'à la fin de notre vie.

Lorsque nous contemplons notre propre esprit, notre corps et notre vie, nous voyons que les enseignements doctrinaux du bouddhisme Shingon expliquent du début à la fin le caractère central de l'aspiration à la réalisation de l'illumination et à l'unité de nous-mêmes avec le Bouddha, et nous arrivons à comprendre l'enseignement de la non-dualité dans lequel les êtres humains sont égaux et non distincts du Bouddha.

Ce que signifie la croyance en « *soyez gentils avec toute vie* », c'est que nous connaissons la dignité de nos propres vies et que nous pouvons découvrir dans nos propres existences la réalisation de l'illumination et la force vitale du Bouddha.

Dainichi-kyo 大日教 – Les enseignements du Vajrasekhara

Le Vajrasekhara (Kongocho-kyo), ainsi que le Sutra Mahavairocana (Dainichi kyo), sont les sutras de base du bouddhisme Shingon. Dans le bouddhisme Shingon, la foi se propage avec ces deux grands sutras formant les deux roues d'un chariot.

Le professeur de Kobo Daishi, Maître Hui-kuo (Keika) du Temple du Dragon Bleu à Chiang-an de la Chine Tang, a consolidé le bouddhisme ésotérique basé sur le Dainichi-kyo avec celui basé sur le Kongocho-kyo et Kobo Daishi.

Comme le Sutra Mahavairocana (Dainichi-kyo), le Vajrasekhara explique l'enseignement de devenir Bouddha dans ce corps, qui est la doctrine centrale du bouddhisme ésotérique. Son titre est :

« Sutra du Roi du Grand Enseignement attesté dans le Mahayana portant la vérité de tous les Bouddhas du pic Vajra ».

Ce sutra enseigne le processus par lequel les trente-sept divinités du Mandala Vajradhatu ont réellement incarné la vérité de devenir un Bouddha dans ce corps.

Les trente-sept divinités du Mandala :

1 : **Mahavairocana** : Le Bouddha primordial, le principal centre du mandala.
2 : **Vajrasattva** : Une manifestation de la purification.
3 : **Vajrayana** : La manifestation de la puissance.
4 : **Manjusri** : La manifestation de la sagesse.
5 : **Avalokitésvara** : La manifestation de la compassion.
6 : **Samantabhadra** : La manifestation de l'action juste.
7 : **Maitreya** : Le futur Bouddha.
8 : **Tara** : La déesse de la compassion et de la longue vie.
9 : **Kshitigarbha** : Le protecteur du monde souterrain.
10 : **Akashagarbha** : La manifestation de la sagesse du ciel.
11 : **Bhaishajyaguru** : Le Bouddha de la médecine.
12 : **Vajravetali** : La manifestation courroucée.
13 : **Buddhalocana** : La manifestation de la lumière du Bouddha.
14 : **Vajragarba** : La manifestation de la matrice du diamant.
15 : **Buddhakapala** : La manifestation de la tête du Bouddha.
16 : **Vajrahumkara** : La manifestation du corps du diamant.
17 : **Vajraratna** : La manifestation du joyau du diamant.
18 : **Amitayus** : Le Bouddha de la longue vie.
19 : **Ratnasambhava** : Le Bouddha de la richesse.
20 : **Amoghasiddhi** : Le Bouddha de l'action accomplie.
21 : **Vajramanju** : La manifestation du mantra du diamant.
22 : **Vajrapasha** : La manifestation du lasso du diamant.
23 : **Vajrasphota** : La manifestation de l'éclatement du diamant.
24 : **Vajradharma** : La manifestation de la loi du diamant.
25 : **Vajravairochana** : La manifestation de la lumière du diamant.
26 : **Vajrapani-Mahachakra** : La manifestation de la grande roue du diamant.
27 : **Vajradhara** : La manifestation du porteur du diamant.
28 : **Vajrapushpa** : La manifestation de la fleur du diamant.
29 : **Vajrashabda** : La manifestation du son du diamant.
30 : **Vajratejas** : La manifestation de la chaleur du diamant.
31 : **Vajraraga** : La manifestation de la couleur du diamant.
32 : **Vajrapushpa** : La manifestation de la fleur du diamant.
33 : **Vajraswapna** : La manifestation du rêve du diamant.

34 : Vajrashabda : La manifestation du son du diamant.

35 Vajramrita : La manifestation de l'ambroisie du diamant.

36 : Vajrarasa : La manifestation du nectar du diamant.

37 : Vajramrita : La manifestation de l'ambroisie du diamant.

Par conséquent, contrairement au Sutra Mahavairocana, qui est le sutra pour l'aspect de l'enseignement des principes fondamentaux de la doctrine, le Kongocho-kyo est considéré comme le sutra pour l'aspect pratique qui enseigne les pratiques et le processus pour devenir réellement un Bouddha.

Au centre du Kongocho-kyo se trouve ce qu'on appelle « la méditation pour atteindre le corps du Bouddha sous **cinq aspects** », qui est un processus de pratique et une méthode pour devenir un Bouddha dans ce corps. Ceci est également appelé « Atteindre le corps du Bouddha à travers cinq transformations » ou « Atteindre le corps du Bouddha à travers les cinq méthodes ».

Entrer en contact avec l'esprit fondamental.
C'est la réalisation de soi que nous avons l'esprit qui aspire à être éclairé dans nos cœurs.

Mettre en pratique l'esprit qui aspire à réaliser l'illumination.
Cela implique la culture de l'esprit qui aspire à être éclairé afin qu'il devienne progressivement pur et élargi.

Atteindre l'esprit Vajra.
Grâce à la cultivation, l'esprit qui aspire à l'illumination devient ferme et dur comme une pierre précieuse de diamant.

Attester du corps Vajra.
Cela implique la réalisation de la nature de Bouddha qui se trouve dans l'esprit et le corps, l'atteinte d'un corps indestructible et le fait de devenir un bodhisattva qui sauve toujours les êtres vivants.

L'accomplissement parfait du corps du Bouddha.
C'est ce qu'on appelle l'état d'esprit Vajra dans lequel notre propre esprit et notre corps partagent la même essence que celui du Bouddha, et en atteignant l'illumination éternelle, nous concluons le processus permettant de devenir un Bouddha dans ce corps.

Même en examinant brièvement les doctrines centrales du Kongocho-kyo, nous pouvons comprendre l'essence générale de l'enseignement du bouddhisme Shingon. La source de la foi et les enseignements pour développer pleinement notre esprit et notre corps comme la vie du Bouddha sont expliqués dans le Kongocho-kyo. C'est certainement ici que se trouvent les fondements de la croyance en la vie qui donne la vie.

L'enseignement des six grands éléments

À travers le bouddhisme Shingon une personne connaît la grande **force vitale** du Bouddha qui existe dans l'univers entier et se rend compte que dans la méditation, elle sera considérée comme ayant la même essence que celle de nous-mêmes. Et, en outre, il contient des doctrines qui enseignent des pratiques pour parvenir à cette réalisation. Kobo Daishi, afin d'expliquer la force vitale du Bouddha d'une manière qui soit facile à comprendre pour nous, a parlé de l'expression de la nature de Bouddha à travers les six grands éléments (Rokudai).

La formation du monde selon le bouddhisme passe par le processus d'origine causale. Il s'agit de la vision bouddhiste du monde selon laquelle tout dans le monde naît et continue de vivre dans ce monde grâce à une grande force vitale invisible à l'œil nu. Cette force vitale prend de nombreuses formes différentes et se manifeste comme la vie individuelle de chaque chose.

La doctrine de base du bouddhisme ésotérique Shingon établie par Kobo Daishi s'appelle :

« *L'origine causale des choses à travers les six grands éléments* ».

C'est une vision à la fois du monde et des êtres humains ; elle nous enseigne la véritable nature et la formation du monde.

Rokudai

« Rokudai » (六大) en japonais se réfère littéralement aux « Six Grandes » ou aux « Six Grandes Réalités » dans le contexte du bouddhisme. Ces six grandes réalités ou éléments sont des aspects fondamentaux de la cosmologie bouddhiste et font référence à différents éléments ou principes universels. Les « Rokudai » sont souvent interprétés comme suit :

Rokudai de la perception sensorielle : Les six facultés sensorielles de la vue, de l'ouïe, de l'odorat, du goût, du toucher et de la pensée.

Rokudai des sens : Les six sens, qui incluent les cinq sens physiques (yeux, oreilles, nez, langue, corps) ainsi que la conscience mentale ou la perception.

Rokudai de la conscience : Les six types de conscience ou la conscience divisée en six catégories basées sur les cinq sens et la conscience mentale.

Rokudai du monde matériel : Les six éléments matériels ou composants de base de l'univers : la terre, l'eau, le feu, le vent, l'espace (l'univers) et la conscience.

Rokudai des croyances : Les six croyances erronées ou vues fausses : la croyance en une existence permanente, en un bonheur permanent, en un soi indépendant, en une pureté permanente, en un plaisir permanent et en une identité fixe.

Rokudai des poisons : Les six poisons mentaux : la colère, le désir, l'ignorance, l'orgueil, l'attachement et l'aversion.

Ces « Rokudai » sont souvent utilisés dans les enseignements bouddhistes pour décrire des aspects importants de l'existence humaine, la nature de la réalité et les obstacles à la libération ou à l'éveil.

L'origine causale du monde à travers les Six Grands Éléments affirme que les êtres humains, ainsi que tout le reste, naissent parce qu'ils possèdent les six caractéristiques et fonctions de la **terre**, de **l'eau**, du **feu**, du **vent**, de **l'univers** et de la **conscience**. Il ne s'agit pas simplement d'un rassemblement de symboles physiques, mais dans le sens où chaque élément de la terre, du feu, de l'eau, du vent, de l'univers et de la conscience à l'activité de la grande force vitale, ils sont exprimés comme les Six Grands Éléments. Nous pouvons clairement comprendre cela en parlant de la vie de la terre, de la vie de l'eau, de la vie du feu, de la vie du vent, de la vie de l'univers et de la vie de l'esprit.

Dans son ouvrage « La signification de devenir un Bouddha dans ce corps, Kobo Diashi dit : *« **Les Six Grands Éléments s'interpénètrent sans obstruction et sont en union éternelle** »*. Cela nous enseigne que la **force vitale universelle**, qui est composée des Six Grands Éléments, constitue la base de toutes choses qui ont la vie comme nous et que nous sommes dans un état d'harmonie en ayant la même essence que celle de la vie du Bouddha.

Le grand élément qu'est la **terre** fait référence à la façon dont la Terre est la Mère de la vie sur terre.

Le grand élément de **l'eau** est l'eau de la vie qui hydrate toutes choses et nourrit le pouvoir de la vie.

Le grand élément du **feu** est l'énergie que possède le feu et c'est l'œuvre de la vie qui donne chaleur et vitalité aux êtres vivants.

Le grand élément du **vent** est mieux considéré comme le souffle de l'univers entier, c'est un mouvement constant. Chaque respiration que nous prenons est la vie elle-même.

Le grand élément de **l'espace** est la vie vaste et éternelle de l'univers qui enveloppe toutes choses.

Le grand élément de la **conscience** est la vie de l'esprit qui est en toutes choses et qui est le fonctionnement de la sagesse.

Mandala dans Shingon

Un Mandala est une représentation symbolique de l'Univers ou d'une partie de l'Univers. Un Mandala doit également être considéré comme complet en lui-même, car chaque partie est holographique et exprime le tout. Depuis l'Antiquité, il a été reconnu que les mots à eux seuls ne peuvent décrire complètement l'essence vibratoire d'une divinité particulière.

Généralement un Mandala est une image qui décrit l'univers, ou une partie de l'Univers, mais il peut aussi s'agir d'un ensemble de statues (comme un Toji), d'un complexe de temples ou de toute représentation tridimensionnelle.

Dans le Shingon, il y a traditionnellement deux Mandalas rapportés de Chine au Japon par Kobo Daishi. Ceux-ci représentent les deux lignées qui se sont combinées pour former le Shingon.

En Inde, Mandala signifie un cercle parfait. Dans la tradition indienne, un autel circulaire était formé et devenait le lieu d'invocation de l'esprit de la ou des divinités lors des cérémonies rituelles.

En expliquant les Mandalas, Kobo Daishi distingue quatre types :

Le Maha-Mandala
En sanskrit Maha-Mandala signifie le Grand Mandala. Le Grand Mandala exprime l'univers entier dans lequel, vu au sens large, les êtres humains et tous les êtres vivants maintiennent l'harmonie et l'interdépendance les uns avec les autres. Il comprend tous les autres Mandalas.

Samaya Mandala
Samaya est un mot sanscrit qui signifie vœu. Les Bouddhas et les bodhisattvas expriment leurs vœux respectifs à travers leurs mains en formant des mudras ou en tenant des fleurs de lotus, des épées ou d'autres objets. Les mudras et les objets portatifs capturent et expriment l'essence cachée dans ce vœu.

Dharma Mandala
Dharma, en sanskrit, signifie enseignement ou transmission. Les méthodes permettant de transmettre l'esprit du Bouddha aux gens sont les sutras, les mots sanskrits et les noms des Bouddhas. L'essence de l'enseignement est contenue dans les bîja ou mantras graines. De manière générale, cela fait référence au langage, aux mots et aux textes écrits.

Karma Mandala
Karma, en sanskrit, signifie action, et ce Mandala fait référence aux actions du Bouddha pour enseigner et sauver les gens. Au sens large, il fait référence aux actions et fonctions de tout ce qui existe dans l'univers, y compris les activités des personnes.

Ces quatre Mandalas représentent l'univers entier de la force vitale du Bouddha, mais comme nous ne pouvons pas les comprendre facilement, la théorie de ces quatre Mandalas a été dessinée comme des figures iconographiques des Bouddhas sur deux Mandalas, le Mandala Vajradhatu et le Mandala Garbhakosa, que Kobo Daishi reçut de son maître Hui-kuo. Le terme Mandala fait généralement référence à ces deux éléments.

Des rouleaux de ces Mandalas sont conservés dans les salles principales des temples Shingon. Lorsqu'on leur fait face, celui de gauche est le Mandala Vajradhatu et celui de droite est le Mandala Garbhakosa. Ils contiennent tous deux tous les Bouddhas médités dans le bouddhisme Shingon, et dans un sens réel, les Mandalas peuvent être considérés comme les principaux objets de culte dans le bouddhisme Shingon. Dans le Mandala Vajradhatu il y a 1 461 divinités, et dans le Mandala Garbhakosa il y en a 414 (il y a des différences selon les traditions). Le Vajradhatu est divisé en neuf sections et est donc également appelé le Mandala des Neuf Assemblées, tandis que le Garbhakosa est divisé et disposé en douze groupes et est également appelé les Douze Divisions du Garbhakosa. Tous ces Bouddhas travaillent pour le salut de ce monde.
Le Mandala Vajradhatu représente le monde des Bouddhas expliqué dans le Sutra du Pic Vajra, tandis que le Mandala Garbhakosa exprime la vérité des Bouddhas décrits dans le Sutra Mahavairocana (Sutra du Grand Soleil). Les deux mandalas représentent le véritable aspect et la vie de l'univers expliqué par le bouddhisme Shingon.

À première vue, un Mandala peut paraître désorganisé, mais si nous y réfléchissons attentivement, nous constatons qu'il évolue dans un ordre et une harmonie maintenue. Cet ordre est représenté dans le Mandala à travers les formes des nombreux Bouddhas qui louent et font des offrandes au Bouddha Mahavairocana, la divinité la plus importante située au centre. Ceci est un schéma du monde du Bouddha, appelé Mitsugon Bukkoku, la Terre Merveilleusement Splendide du Bouddha.

Le Mandala Vajradhatu exprime la fonction de la solide sagesse du Bouddha existant dans tout l'univers et peut donc être considéré comme les activités du côté masculin de la vie.

Le Garbhakosa Mandala est également appelé sous un autre nom, le Mandala de la Grande Compassion, et il manifeste l'esprit de la compassion abondante du Bouddha qui existe continuellement dans l'univers. L'esprit de compassion du Bouddha Mahavairocana se manifeste dans le mandala.

Garbhakosa et se manifeste dans le bodhisattva Avalokitesvara (Kannon), le bodhisattva Ksitigarbha (Jizo), Acala Vidyaraja (Fudo Myoo), le grand saint céleste de la joie (Sho Ten), Vaisravana (Bishamonten), Sarasvati (Ben Ten) et Mahakala (Daikoku Ten), qui sont toutes des divinités avec lesquelles nous sommes intimes puisqu'elles nous confèrent compassion et joie.

Un courant central qui traverse la vie est l'esprit bienveillant qui donne naissance à beaucoup de choses et les nourrit, ; nous pouvons parler de celles-ci comme des activités du côté maternel de la vie.

Les Mandalas représentent avant tout l'harmonie et l'ordre ; deuxièmement, les offres et un point central ; et troisièmement, la sagesse et la compassion. Ils nous enseignent comment le monde du Bouddha est créé dans ce monde.

La pratique des trois mystères

Les activités symboliques du corps, de la parole et de l'esprit (les trois mystères ou trois secrets) sont présentes partout dans l'univers. Les phénomènes naturels tels que les montagnes, les océans et même les humains expriment la vérité décrite dans les sutras. L'univers lui-même incarne et ne peut être séparé des enseignements. Dans son ouvrage « Atteindre la bouddhéité dans ce corps », Kobo Daishi a déclaré :

« Formez des mudras avec vos mains, récitez des mantras avec votre bouche et méditez avec votre esprit. »

Ces secrets vous permettent de découvrir la nature de Bouddha qui existe en vous et aussi dans l'Univers plus vaste.

Le secret du corps : mudra ésotérique

Les gestes de la main appelés mudras expriment la forme de l'activité secrète du corps. Ces mudras identifient symboliquement le pratiquant avec l'univers. Le corps humain fonctionne comme le symbole de l'univers plus vaste. Dans « Discours ou visualisation de la vérité par la récitation consciente », Kobo Daishi a écrit :

« Si les Bouddhas sont le royaume du Dharma, ils existent dans mon corps.
Si je suis moi-même aussi le royaume du Dharma, alors j'existe dans les Bouddhas. »
Le Secret de la Parole : Récitation Ésotérique de Mantras

La pratique de la parole des Trois Secrets exprime l'activité secrète de la parole à travers des mantras et des dharanî. Les mantras et les dharanis sont des formules d'invocation. Kobo Daishi a écrit dans :
« Le vrai sens de la syllabe exprimée : En récitant les syllabes sonores avec une compréhension claire, on manifeste la vérité. Ce qu'on appelle «la vérité de la syllabe sonore » » désigne les trois secrets dans lesquels toutes choses et le Bouddha sont égaux. C'est l'essence originelle de tous les êtres.

Pour cette raison, l'enseignement de Dainichi Nyorai sur le vrai sens de la syllabe sonore surprendra ceux qui dorment depuis longtemps.

Shingon décrit les mantras en termes de sons, écris en sanskrit et de significations symboliques.

Le secret de l'esprit : Visualisation interne

L'activité secrète de l'esprit s'exprime dans la visualisation interne des Bouddhas et autres divinités, des symboles mantriques et d'autres formes symboliques. L'activité de l'esprit imprègne tous les êtres et tous les phénomènes.

Kobo Daishi a écrit à ce sujet dans « **La signification de la syllabe Hum : »**

« *Les trois secrets du corps du Dharma ne sont pas limités, même dans les particules les plus fines, et ne sont pas dissipés même en remplissant tout l'espace. Ils entrent dans les pierres, les plantes et les arbres sans discrimination. Ils entrent dans les humains, les dieux, les démons et les animaux sans choisir. Ils s'étendent à tous les lieux. Il n'y a rien par lequel ils n'agissent pas.* »

Le but de la méditation ésotérique est l'état de vide, où le corps et l'esprit sont absorbés dans la non-activité. Shingon considère cela comme une base pour évoluer vers une prise de conscience et une affirmation de soi et de tous les phénomènes, au niveau ésotérique.

La culture des Trois Mystères

Lorsque nous parlons de pratiquer l'enseignement du Bouddha, nous parlons de trois choses :

1. Lorsque nous faisons gassho ou joignons nos mains devant une image ou une image d'un Bouddha, cela s'appelle « le mystère de notre corps – action » (**Shin-mitsu**).

2. Lorsque nous récitons des mantras, cela s'appelle « le mystère de la parole » (**Ku-mitsu**)

3. Lorsque nous méditons ou pensons aux Bouddhas, cela est appelé « le mystère de l'esprit » (**I mitsu**).

Ensemble, ces trois mystères sont appelés (**San-mitsu**), et il est de notre devoir de rendre ces « Trois mystères » réels dans nos vies.

Que signifie rendre ces « Trois mystères » réels dans notre vie quotidienne ?

Cela signifie que nous devons agir de manière à ne pas commettre de mauvaises actions susceptibles de nuire, voire de gêner, à autrui. Cela signifie que nous ne devons pas utiliser de discours nuisibles ni répandre des ragots et des rumeurs, et cela signifie que nous ne devons pas avoir de fausses opinions. Cela signifie que nous devons réaliser que toutes nos actions que nous accomplissons depuis le moment où nous nous réveillons le matin jusqu'à ce que nous nous endormions le soir, sont toutes des actions du Bouddha lui-même. Tous les mots que nous disons aux autres sont les mots du Bouddha lui-même, et les pensées mêmes que nous avons jour et nuit sont les pensées mêmes du Bouddha lui-même. Si nous sommes capables de posséder parfaitement en nous-mêmes ces Trois Mystères, alors nous posséderons dans notre propre vie toutes les qualités d'un Bouddha. Lorsque nous sommes capables de découvrir et de réaliser de manière parfaite, nous possédons toutes les qualités d'un Bouddha dans nos vies. Cette condition est appelée :
« Atteindre la bouddhéité dans cette vie même » (**Sokushin Jobutsu**) dans la tradition Shingon.

Devenir un Bouddha dans cette vie même : Sokushin Jobutsu - 即身成仏

Le mot « **soku** » signifie s'accrocher, adhérer, ne faire qu'un avec un autre objet.

Sokushin Jobutsu signifie que l'on devient un Bouddha avec son corps physique actuel. La caractéristique unique de cet enseignement Shingon est qu'on ne devient pas un Bouddha uniquement dans son esprit, ni qu'on ne devient un Bouddha après sa mort. Cela signifie que l'on est capable d'atteindre la perfection de toutes les qualités d'un Bouddha alors que l'on vit encore dans son corps physique actuel.

Un essai sur la Bodhicitta (Bodaishin-ron) dit :

« *On atteint rapidement le Grand Éveil dans le corps même de la mère et du père.* »
Selon la tradition Shingon, toutes choses dans cet univers, tant la matière **physique** que **l'esprit** et les états **mentaux**, sont constitués de six éléments principaux :

- La terre (le principe de solidité),
- L'eau (l'humidité),
- Le feu (l'énergie),
- Le vent (le mouvement),
- L'espace (l'état de non-obstruction),
- La conscience.

Bouddha ainsi que les êtres humains ordinaires sont constitués de ces six éléments et, en ce sens, Bouddha et les êtres humains sont fondamentalement et essentiellement identiques. Lorsque nous réaliserons cette vérité, alors nos actions, nos paroles et nos pensées subiront une expérience de foi qui nous amènera à être correctes et purifiera notre environnement. Ce corps physique vivant pourra atteindre la bouddhéité. C'est avec cette Vérité que Kobo Daishi a divisé la condition d'atteinte physique de la Bouddhéité en trois étapes.
Ce sont les trois types de Sokushin Jobutsu :

Nous sommes tous des Bouddhas en principe (Rigu no Jobutsu) :

Toutes les créatures ont reçu le grand esprit de Mahavairocana en raison de leur naissance dans ce monde en tant qu'êtres humains. Cependant, la plupart des humains ne s'en rendent pas compte et croient donc qu'ils sont des créatures ordinaires et non éclairées. Quand ces gens écoutent et comprennent les enseignements Shingon ; ils réalisent alors qu'ils sont fondamentalement des Bouddhas et, grâce à cette expérience, ils atteignent la sphère de l'éveil personnel.

Nous devenons des Bouddhas grâce à l'autonomisation : (Kaji no Jobutsu) :

Une personne réalise maintenant qu'elle est fondamentalement un Bouddha, un être pleinement éveillé, mais qu'elle doit faire quelque chose pour manifester ou pratiquer cette illumination dans sa vie quotidienne. La première étape vers cette actualisation réside dans la pratique des enseignements. Le dévot s'efforce désormais de faire en sorte que ses actions, ses paroles et ses pensées ne fassent qu'un avec les Trois Mystères du Bouddha. Dans sa pratique religieuse, le dévot est soutenu par le pouvoir du Bouddha, par son état inhérent d'illumination qui remonte à la surface de son expérience : cela est vu par le dévot comme une force venant sur lui de l'extérieur, des Bouddhas, un pouvoir acquis grâce à sa culture religieuse. C'est ce qu'on appelle « l'autonomisation ». C'est donner le pouvoir à quelqu'un d'autre. Dans cet état, le dévot fait l'expérience du fait que le Bouddha et lui-même sont devenus un.

La manifestation de la bouddhéité (Kentoku no Jobutsu) :

Lorsque le dévot aura atteint la perfection dans sa culture de la pratique religieuse des Trois Mystères, qui purifient son corps, sa parole et son esprit, le grand esprit de Mahavairocana éclatera alors soudainement et clairement, et révélera le dévot comme un Bouddha pleinement éveillé. À ce stade, la personne ordinaire qui a travaillé et cultivé de cette manière sera considérée comme un Bouddha pleinement éveillé, et elle en viendra à être respectée comme un Bouddha par les autres. Le Bouddha Sakyamuni et Kobo Daishi étaient de telles personnes qui ont actualisé cet état sous-jacent d'illumination dans leur propre vie et sont respectés par un grand nombre de personnes. Lorsque nous aussi, nous réalisons que nous possédons ces attributs, au moment de la naissance, nous faisons l'expérience de la nature de Bouddha qui est la possibilité de devenir Bouddha, dont les actions, la parole et les pensées ont été totalement purifiées. Il nous reste à cultiver une vie de foi.

Le pays du Bouddha orné ésotériquement (Mitsugon Kokudo)

Si une personne s'efforce d'élever sa conscience religieuse jusqu'à un stade où ses actions, ses paroles et ses pensées ne font qu'un avec le corps, la parole et l'esprit des Bouddhas, alors elle est déjà devenue un Bouddha. La société dans laquelle vit un tel dévot devient désormais une Terre Pure. Il vit dans une

Terre Pure de ce monde. Une Terre Pure où il n'a pas besoin de mourir pour voir. Une Terre Pure ici et maintenant et qui ne se limite pas à être dans un état futur. Une Terre Pure est une terre dans laquelle vit un Bouddha, et dans la tradition Shingon, cette Terre Pure maintenant habitée par un dévot Shingon pleinement réalisé, est appelée la Terre du Bouddha ornée ésotériquement (Mitsugon Kokudo).

Le mot Mitsugon signifie que cette Terre Pure est décorée ou ornée des Trois Mystères. Une telle Terre Pure brille de tous ses feux, et dans cette Terre il n'y a pas de crimes, pas de combats et pas de comportements artificiels. Il n'y a ni colère, ni haine, ni envie, ni tristesse, ni souffrance. C'est un monde rempli de paix et de bonheur. Si tous les êtres de ce monde devenaient des Bouddhas, alors une Terre Pure aussi agréable apparaîtrait sous nos yeux. Par conséquent, afin de contribuer à créer une telle société idéale, nous devons travailler pour que les autres personnes réalisent leur bouddhéité innée en même temps que nous nous efforçons de devenir nous-mêmes des Bouddhas.

Pour exprimer cela dans les termes actuels, nous pouvons parler de développement humain et de formation réelle de la bouddhéité, ou de développement de la personnalité et d'actualisation de la nature de Bouddha qui est déjà en nous alors que nous vivons dans le monde réel.

Les Treize Bouddhas de la Méditation

Les Treize Bouddhas de la Méditation, également connus sous le nom de Jusan Butsu (十三仏) en japonais, sont des figures bouddhiques vénérées dans certaines traditions bouddhistes pour leurs qualités spirituelles et leur capacité à purifier le karma négatif. Voici une description générale des Treize Bouddhas, bien que les noms et les attributs spécifiques puissent varier légèrement selon les sources et les traditions :

Dipamkara Buddha est considéré comme le Bouddha primordial, ayant vécu d'innombrables kalpas avant Shakyamuni Buddha. Dipamkara symbolise l'éveil et la lumière, illuminant le chemin de la libération.

Kakusandha Buddha est l'un des Bouddhas précédents à avoir atteint l'illumination. Kakusandha incarne la pureté et la force intérieure nécessaire pour surmonter les obstacles sur le chemin spirituel.

Konagamana Buddha est connu pour avoir atteint l'illumination après des années de pratique méditative. Konagamana symbolise la sagesse et la clarté mentale nécessaire pour comprendre la nature de la réalité.

Kassapa Buddha est reconnu pour sa compassion infinie envers tous les êtres vivants. Kassapa représente la bienveillance et la générosité dans la pratique bouddhiste.

Shakyamuni Buddha est le Bouddha historique, Siddhartha Gautama, qui a atteint l'illumination sous l'arbre Bodhi à Bodhgaya. Shakyamuni est vénéré pour ses enseignements sur les Quatre Nobles Vérités et le Chemin Octuple menant à la libération.

Maitreya Buddha est considéré comme le Bouddha du futur qui viendra après la disparition du dharma de Shakyamuni. Maitreya symbolise l'espoir et la promesse d'un avenir illuminé pour tous les êtres vivants.

Narayana Buddha est vénéré pour sa capacité à transmettre la vérité suprême aux êtres célestes et humains. Narayana symbolise la transmission des enseignements bouddhiques à tous les royaumes d'existence.

Suyama Buddha est connu pour son état d'éveil inégalé, au-delà de la perception ordinaire. Suyama représente la réalisation suprême et la tranquillité de l'esprit.

Brahma Buddha : est vénéré pour sa capacité à équilibrer les forces spirituelles et matérielles. Brahma symbolise l'harmonie et l'unité dans l'univers.

Piyadassi Buddha est reconnu pour sa compassion et son amour infinis envers tous les êtres. Piyadassi incarne la bonté et la compassion universelle.

Atthadassi Buddha est honoré pour son pouvoir de guider les êtres vers la voie de l'illumination. Atthadassi symbolise la lumière intérieure et la guidance spirituelle.

Sumedha Buddha est connu pour sa sagesse profonde et sa compréhension de la vérité ultime. Sumedha représente la clarté mentale et l'illumination spirituelle.

Gotama Buddha est le Bouddha historique, Shakyamuni, également mentionné par son nom de famille, Gotama. Est vénéré pour son enseignement sur la voie du milieu et son exemple de vie équilibrée.

Chaque Bouddha parmi les Treize Bouddhas de la Méditation est vénéré pour ses qualités spécifiques qui aident les pratiquants à cultiver les vertus bouddhiques et à progresser sur le chemin de l'illumination et de la libération.

La méditation sur les Treize Bouddhas

La méditation sur les Treize Bouddhas, ou Jusan Butsu en japonais, est une pratique bouddhiste qui vise à purifier le karma négatif accumulé et à cultiver des qualités spirituelles positives à travers la contemplation des Bouddhas spécifiques.

Voici une approche générale de la méditation sur les Treize Bouddhas :

Trouvez un endroit tranquille où vous ne serez pas dérangé. Asseyez-vous confortablement en position de méditation. Vous pouvez utiliser une chaise ou vous asseoir en tailleur sur un coussin. Commencez par quelques respirations profondes pour calmer votre esprit et vous détendre.

Étapes de la Méditation :

Invocation des Treize Bouddhas :

Commencez par visualiser mentalement ou invoquer les Treize Bouddhas un par un dans l'ordre spécifié (vous pouvez utiliser la liste précédente pour vous guider).
Imaginez chaque Bouddha devant vous ou dans un espace sacré rempli de lumière et de sérénité.

Contemplation des Qualités :

Pour chaque Bouddha parmi les Treize Bouddhas de la Méditation, la méditation peut être pratiquée en se concentrant sur les qualités spécifiques qu'ils représentent. Voici une approche de méditation pour chacun des Treize Bouddhas, en se concentrant sur leurs qualités et leurs enseignements :

1. Dipamkara Buddha (燃燈佛) : Visualisez Dipamkara Buddha rayonnant une lumière éclatante qui dissipe toutes les ténèbres de l'ignorance.
Contemplez la sagesse transcendante de Dipamkara qui perce les illusions du monde et révèle la vérité ultime.

Mantra : «Om Dipamkara Jnana Dharmadhatu Hrih»

2. Kakusandha Buddha (拘綺羅仏) : Méditez sur la force intérieure de Kakusandha qui lui a permis de surmonter tous les obstacles sur le chemin de l'illumination. Réfléchissez à la pureté immaculée de Kakusandha, libéré de toutes les impuretés du monde.

Mantra : « Om Kakusandha Ratna Kusumita Siddhi Hum »

3. Konagamana Buddha (拘那含仏) : Contemplez la clarté de la compréhension de Konagamana, qui voit la vérité sans ambiguïté. Méditez sur la compassion universelle de Konagamana, qui guide tous les êtres vers le chemin de la libération.

Mantra : « Om Konagamana Bhimaya Svaha »

4. Kassapa Buddha (迦葉仏) : Contemplez la bonté incommensurable de Kassapa, qui embrasse tous les êtres avec amour et compassion. Méditez sur la sérénité profonde de Kassapa, qui reste calme et équilibré dans toutes les circonstances.

Mantra : « Om Kassapa Naya Svaha »

5. Shakyamuni Buddha (釈迦牟尼仏) : Visualisez Shakyamuni Buddha assis sous l'arbre Bodhi, illuminé par la sagesse suprême. Contemplez la compassion universelle de Shakyamuni, qui guide tous les êtres vers la libération.

Mantra : « Om Muni Muni Mahamuni Shakyamuniye Svaha »

6. Maitreya Buddha (弥勒仏) : Méditez sur l'espoir pour l'avenir que Maitreya incarne, promettant l'illumination pour tous les êtres. Contemplez la patience inébranlable de Maitreya, attendant paisiblement l'heure de son avènement.

Mantra : « Om Maitreya Mahamaitri Maitreya Svaha »

7. Narayana Buddha (那落陀仏) : Réfléchissez sur la capacité de Narayana à transmettre la vérité suprême aux êtres célestes et humains. Méditez sur les bénédictions universelles de Narayana, apportant des bienfaits spirituels à tous les dévots.

Mantra : « Om Narayana Prabhaya Svaha »

8. Suyama Buddha (須大羅仏) : Contemplez l'état d'éveil inégalé de Suyama, transcendant les limites de la perception ordinaire. Méditez sur la pacification profonde des émotions de Suyama, trouvant la paix intérieure à tout moment.

Mantra : « Om Suyama Jyotir Dharma Svaha »

9. Brahma Buddha (梵仏) : Visualisez Brahma Buddha réunissant harmonieusement les forces spirituelles et matérielles dans l'univers. Méditez sur l'unité spirituelle de Brahma, transcendante et inclusive de toute diversité.

Mantra : « Om Brahma Buddha Surya Vimala Svaha »

10. Piyadassi Buddha (毘柰耶佛) : Contemplez la bonté et la générosité infinies de Piyadassi, partageant ses bénédictions avec tous les êtres. Méditez sur la compassion sans limite de Piyadassi, offrant refuge et soutien à tous ceux qui le recherchent.

Mantra : « Om Piyadassi Suvikranta Prabhaya Svaha »

11. Atthadassi Buddha (阿佗達多仏) : Réfléchissez à la guidance spirituelle d'Atthadassi, montrant la voie de la libération à travers ses enseignements. Contemplez la clarté de la vision d'Atthadassi, discernant la vérité essentielle derrière toutes les apparences.

Mantra : « Om Atthadassi Mahaprabha Suvikranta Svaha »

12. Sumedha Buddha (須摩提仏) : Méditez sur la sagesse profonde de Sumedha, comprenant la nature ultime de toutes choses. Contemplez la lumière intérieure de Sumedha, illuminant le chemin de la vérité pour tous les êtres.

Mantra : « Om Sumedha Jyoti Rasa Svaha »

13. Gotama Buddha (釈迦牟尼仏) : Visualisez Gotama Buddha, Shakyamuni, comme un exemple de vie équilibrée et harmonieuse. Méditez sur la sagesse pragmatique de Gotama, offrant des enseignements pratiques pour surmonter la souffrance.

Mantra : « Om Muni Muni Mahamuni Shakyamuniye Svaha »

La méditation sur les Treize Bouddhas de la Méditation est une pratique profonde qui aide à purifier le karma négatif, à cultiver des qualités positives et à avancer sur le chemin de l'illumination et de la libération selon les enseignements bouddhistes.

Les Mantras dans son ensemble :

« Om Dipamkara Jnana Dharmadhatu Hrih »
« Om Kakusandha Ratna Kusumita Siddhi Hum »
« Om Konagamana Bhimaya Svaha »
« Om Kassapa Naya Svaha»
« Om Muni Muni Mahamuni Shakyamuniye Svaha »
« Om Maitreya Mahamaitri Maitreya Svaha »
« Om Narayana Prabhaya Svaha »
« Om Suyama Jyotir Dharma Svaha »
« Om Brahma Buddha Surya Vimala Svaha »
« Om Piyadassi Suvikranta Prabhaya Svaha »
« Om Atthadassi Mahaprabha Suvikranta Svaha »
« Om Sumedha Jyoti Rasa Svaha »
« Om Muni Muni Mahamuni Shakyamuniye Svaha »

Réflexion sur le Karma

Pendant que vous méditez sur chaque Bouddha, réfléchissez sur vos actions passées et le karma que vous avez accumulé.
Priez pour la purification de ce karma négatif grâce à la sagesse et à la compassion des Treize Bouddhas.

Vous pouvez réciter des mantras associés à chaque Bouddha pour renforcer votre connexion et votre compréhension de leurs qualités (voir ci-dessus).
Offrez mentalement des fleurs, des encens, de la lumière et d'autres symboles de respect et de dévotion à chaque Bouddha.

Terminez la méditation en exprimant votre gratitude envers les Treize Bouddhas pour leur guidance et leur inspiration.
Respirez profondément et ressentez la paix intérieure et la clarté mentale résultant de cette pratique.

Vous pouvez ajuster la durée de la méditation en fonction de votre pratique personnelle. Certaines personnes méditent sur chaque Bouddha pendant quelques minutes, tandis que d'autres peuvent préférer une méditation plus longue et profonde.

La méditation sur les Treize Bouddhas est une pratique puissante qui non seulement aide à purifier le karma négatif, mais aussi à cultiver les qualités spirituelles essentielles dans le chemin bouddhiste vers l'illumination et la libération.

Le bouddhisme Tendai

Le bouddhisme Tendai est l'une des écoles bouddhistes majeures au Japon, fondée par le moine Saicho (767-822) également connu sous le nom de Dengyo Daishi. Elle tire son nom du Mont Tiantai en Chine, où le fondateur Saicho a étudié.

Cette école bouddhiste a une approche inclusive, intégrant différentes pratiques et enseignements bouddhistes. Elle est célèbre pour sa philosophie dite du « Sutra du Lotus » (Hokke-kyo en japonais), considéré comme l'enseignement principal du Bouddha. Le Sutra du Lotus enseigne l'idée de l'éveil potentiel pour tous les êtres.

Le Tendai accorde une grande importance à la méditation, à la récitation de sutras, à la pratique du moine et à la cérémonie rituelle. Il propose un large éventail de méthodes et de pratiques, des enseignements ésotériques (Mikkyo) plus accessibles à tous. Cela inclut la méditation assise (zazen), la récitation de sutras, la contemplation et les rituels.

Un aspect important du Tendai est sa vision de l'unité dans la diversité. Il enseigne que toutes les écoles bouddhistes peuvent mener à l'éveil et insiste sur l'idée d'harmoniser les divers enseignements pour répondre aux besoins de différents pratiquants.

Au fil des siècles, le Tendai a eu une influence considérable sur la pratique religieuse au Japon et a contribué au développement de diverses formes de bouddhisme, y compris le bouddhisme ésotérique Shingon.

La doctrine du Bouddhisme Tendai est vaste et comprend une gamme de concepts et de pratiques. Les principes clés du Tendai sont basés sur l'interprétation du Sutra du Lotus (Hokke-kyo) et intègrent des enseignements provenant de diverses écoles bouddhistes.

Le Tendai considère le Sutra du Lotus comme l'enseignement principal du Bouddha Shakyamuni. Il met l'accent sur l'idée que tous les êtres ont le potentiel d'atteindre l'éveil.
Le Tendai enseigne que la réalité de tous les phénomènes, des mondes et des états mentaux est présente en un seul instant de pensée.

Le Tendai cherche à harmoniser et à intégrer les enseignements exotériques (pour tous) et ésotériques (pour des pratiquants avancés), croyant que tous les enseignements mènent ultimement à l'éveil.

Le Tendai valorise la méditation assise (zazen) ainsi que la récitation des sutras, considérant ces pratiques comme des moyens d'atteindre l'illumination.

Le Tendai reconnaît la diversité des enseignements bouddhistes et des pratiques et encourage la pratique adaptée à chaque individu.

La doctrine du Tendai met l'accent sur la pratique des principes du Sutra du Lotus pour atteindre l'éveil, en utilisant une variété de méthodes et de pratiques pour répondre aux besoins des différents pratiquants, du novice au pratiquant avancé.

Le Sūtra du Lotus

Le **Sūtra du Lotus**, connu en sanskrit sous le nom de **Saddharmapuṇḍarīka Sūtra** et en japonais sous le nom de **Hokke-kyō** (法華経), est l'un des textes les plus importants du bouddhisme Mahāyāna. Il est particulièrement central dans les écoles **Tendai** et **Nichiren** du bouddhisme japonais.

Le Sūtra du Lotus est un texte fondamental qui expose des doctrines essentielles du Mahāyāna, mettant en avant la nature universelle de l'illumination et la possibilité pour tous les êtres sensibles d'atteindre le Bouddha. Il est connu pour ses enseignements sur la **nature de Bouddha**, **l'égalité fondamentale de tous les êtres**, et les **méthodes d'enseignement** adaptées aux capacités et aux conditions des différents êtres.

Le Sūtra enseigne que tous les êtres ont la nature de Bouddha (Buddha-nature) et que chacun a le potentiel d'atteindre l'illumination.

Il affirme que tous les enseignements du Bouddha sont interconnectés et que le Sūtra du Lotus représente l'enseignement ultime qui unifie tous les enseignements précédents.

Le Sūtra décrit le Bouddha comme une figure éternelle, qui continue de guider les êtres dans toutes les époques, transcendant le temps et l'espace.

Voici quelques extraits notables du Sūtra du Lotus. Ces extraits sont souvent cités et récités dans les pratiques bouddhistes, notamment dans les écoles Tendai et Nichiren.

Le Parabole du Médecin et des Enfants

Cet extrait illustre la manière dont le Bouddha utilise divers moyens pour aider les êtres sensibles selon leurs besoins individuels.

« Comme un médecin, qui utilise des remèdes différents pour ses enfants malades, le Bouddha utilise divers enseignements pour guérir les êtres sensibles. »

Le Parabole des Trois Chariots

Cet extrait explique que le Bouddha utilise différentes méthodes d'enseignement pour mener les êtres à l'illumination ultime, tout comme un père utilise différents moyens pour conduire ses enfants à la sécurité.

« Il est comme un père qui, pour sauver ses enfants, leur offre des chariots différents adaptés à leurs capacités. De même, le Bouddha enseigne diverses voies selon la capacité des êtres. »

Le Mantra du Sūtra du Lotus

Le Sūtra du Lotus est également célèbre pour ses mantras. Voici un exemple de mantra associé au Sūtra :
Namu Myōhō Renge Kyō (南無妙法蓮華経)

Traduction : *« Je rends hommage au Sūtra du Lotus de la Loi merveilleuse. »*
Pour un texte complet, voici comment le Sūtra du Lotus est généralement structuré :

- **Chapitre 1 : Introduction**
- **Chapitre 2 : La Proclamation du Sūtra**
- **Chapitre 3 : La Parabole du Médecin et des Enfants**
- **Chapitre 4 : La Parabole des Trois Chariots**
- **Chapitre 5 : La Pratique des Bodhisattvas**
- **Chapitre 6 : La Vision du Bouddha Éternel**

Les chapitres continuent avec diverses paraboles, récits de bodhisattvas, et révélations sur la nature du Bouddha et des enseignements.

Le Sūtra du Lotus est un texte riche en enseignements et en paraboles, central pour comprendre les doctrines Mahāyāna. Il est étudié et pratiqué pour ses révélations sur la nature ultime de l'illumination et la capacité de tous les êtres à atteindre l'éveil. Les extraits et les mantras associés à ce sūtra sont souvent utilisés dans les pratiques spirituelles et les dévotions des bouddhistes Mahāyāna.

Le Bouddhisme Mikkyo

Le Bouddhisme Mikkyo, souvent associé au Vajrayana ou bouddhisme ésotérique, est caractérisé par des enseignements ésotériques avancés qui utilisent des pratiques rituelles, des visualisations, des mantras et des mudras pour accéder à l'illumination et à la libération spirituelle. Ces enseignements sont souvent transmis de maître à disciple.

Voici quelques-uns des enseignements principaux du Bouddhisme Mikkyo :

1 : Visualisation et méditation : Les pratiquants apprennent à visualiser des mandalas complexes, des divinités, et à méditer sur ces formes pour réaliser la nature bouddhique et éveillée.

2 : Les Mudras et les Mantras : L'utilisation de mudras (gestes symboliques) et de mantras (sons sacrés) pour canaliser l'énergie et accéder à des états de conscience plus profonds.

3 : Pratiques rituelles et cérémonielles : Les rituels sacrés jouent un rôle central dans le Mikkyo. Ces rituels incluent souvent des offrandes, des récitations de sutras, et des cérémonies spécifiques pour honorer les divinités et établir des connexions spirituelles.

4 : Transmission de l'initiation : Les enseignements ésotériques du Mikkyo sont souvent transmis de maître à disciple par des initiations spéciales. Ces initiations permettent au pratiquant d'accéder à des niveaux plus profonds de compréhension et de pratique.

5 : Les Trois Secrets : Ces secrets du corps, de la parole et de l'esprit sont souvent enseignés dans le Mikkyo. Ils représentent des aspects de la pratique intérieure, de la méditation et de la réalisation spirituelle.

Ces enseignements complexes et avancés du Mikkyo sont destinés à conduire les pratiquants vers l'éveil spirituel en utilisant des méthodes ésotériques et des pratiques rituelles profondes. Ils sont souvent considérés comme appropriés pour les pratiquants avancés ayant une compréhension approfondie des principes bouddhistes plus fondamentaux.

Les symboles associés au Mikkyo

Les symboles associés au **Mikkyo**, qui est une école ésotérique du bouddhisme japonais. Le Mikkyo, également connu sous le nom de **bouddhisme ésotérique**, se concentre sur des pratiques et des rituels secrets qui visent à atteindre l'illumination.

Quelques symboles importants associés au Mikkyo :

Mandala

Les **mandalas** sont des diagrammes complexes et sacrés utilisés dans les pratiques Mikkyo pour représenter des aspects de la réalité et des divinités bouddhistes. Ils sont souvent utilisés dans les méditations et les rituels.

Mantra

Les **mantras** sont des syllabes ou des phrases sacrées répétées durant la méditation ou les rituels pour invoquer des puissances spirituelles ou pour se concentrer sur des aspects particuliers de l'enseignement bouddhiste. Par exemple, le mantra « **Om Mani Padme Hum** » est largement utilisé dans le bouddhisme tibétain et a une signification profonde.

Mudra

Les **mudras** sont des gestes ou des positions des mains utilisés pour symboliser des états spirituels ou pour canaliser des énergies spécifiques. Chaque mudra a une signification et un effet particulier dans les pratiques rituelles.

Vajra

Le **vajra** est un symbole de la foudre et de la diamantine dans le bouddhisme ésotérique, représentant la force et la sagesse. Il est souvent utilisé comme un instrument rituel.

Dharma Wheel (Dharmachakra)

La **roue du Dharma** est un symbole de l'enseignement du Bouddha et de la transmission de la vérité spirituelle. Elle est utilisée pour représenter l'enseignement et la pratique du Dharma.

Hannya Shingyo (Prajñāpāramitā Sūtra)

Le **Hannya Shingyo**, ou le Sutra de la Perfection de la Sagesse, est un texte important dans le bouddhisme Mikkyo. Il est souvent représenté avec des écritures ou des symboles associés à sa récitation et son étude.
Kongo-Zōshi (Vajra Master)

Le **Kongo-Zōshi** est un maître ou un enseignement symbolisé par le Vajra, représentant la maîtrise spirituelle et l'enseignement ésotérique.

Ces symboles jouent un rôle crucial dans les pratiques Mikkyo, servant à la méditation, à la contemplation et à la réalisation des enseignements bouddhistes ésotériques. Ils sont souvent très détaillés et portent une signification profonde liée aux rituels et aux croyances du bouddhisme ésotérique.

Les syllabes sanscrites

En Mikkyo, ou bouddhisme ésotérique japonais, les syllabes sanscrites jouent un rôle crucial dans les mantras et les rituels. Ces syllabes, souvent issues du sanskrit, sont utilisées pour invoquer des énergies spirituelles, des divinités, et pour effectuer des pratiques de purification et de bénédiction. Voici quelques-unes des syllabes sanscrites importantes dans les pratiques Mikkyo.

Syllabes Bija (Syllabes Semences)

Les syllabes Bija sont des sons sacrés qui représentent les énergies fondamentales des divinités bouddhistes et des forces cosmiques. Chaque syllabe a une signification et une utilisation spécifique dans les rituels ésotériques.

OM (ॐ) : La syllabe fondamentale qui représente le son originel et l'énergie universelle.

AH (अ) : Représente l'énergie du cœur et de la compassion.

HUṂ (हूँ) : Utilisée pour la transformation et la purification, souvent associée à la sagesse.

HUM (हुं) : Évoque la puissance et la concentration spirituelle.

KṚṆṬA (कृन्त) : Associée à la destruction des obstacles et à la libération.

Syllabes Associées aux Divinités

Ces syllabes sont liées à des divinités spécifiques dans le bouddhisme ésotérique et sont utilisées pour invoquer leur présence et leur énergie.

- **RA (र)** : Associée à la déité Vajrapani, symbole de protection et de force.
- **LA (ल)** : Souvent utilisée pour la purification et la bénédiction.
- **SA (स)** : Associée à la purification et au renouveau.

Les mantras composés de syllabes sanscrites sont utilisés pour diverses pratiques dans Mikkyo. Voici quelques exemples :

OM MANI PADME HUM (ॐ मणि पद्मे हूँ) : Un mantra célèbre pour invoquer la compassion et la sagesse d'Avalokiteshvara.

OM AH HUM (ॐ अह हुं) : Un mantra de purification et de protection.

Les mudras sont des gestes sacrés souvent associés à des syllabes spécifiques pour canaliser l'énergie spirituelle.

GYA (ज्ञ) : Utilisé pour invoquer la connaissance et la sagesse.
NA (न) : Associé à l'équilibre et à la paix intérieure.

Syllabes dans les Sutras

Les sutras et les textes bouddhistes ésotériques utilisent des syllabes sanscrites pour exprimer des concepts ésotériques et des enseignements profonds.

DA (दा) : Peut être utilisé dans des contextes de dévotion et d'offrande.
TA (त) : Associé à la transformation et à la réalisation spirituelle.

Les syllabes sanscrites dans le Mikkyo sont des éléments essentiels des pratiques rituelles et méditatives. Elles sont souvent utilisées dans les mantras, les mudras, et les mandalas pour canaliser des énergies spécifiques et pour invoquer des puissances spirituelles. Ces syllabes jouent un rôle crucial dans la transmission des enseignements ésotériques et la réalisation spirituelle dans le bouddhisme Mikkyo.

Le Bouddhisme - Le Bouddha

Siddhartha Gautama, plus connu sous le nom de Bouddha, n'a pas créé la religion bouddhiste. Sa vie a plutôt été le catalyseur des enseignements qui ont formé les bases du bouddhisme.

La vie de Siddhartha Gautama, est entourée de récits et de légendes qui ont été transmis à travers les siècles. Voici une synthèse des événements majeurs de sa vie :

Siddhartha est né vers 563 avant notre ère (selon les estimations) dans le royaume de Kapilavastu, situé dans l'actuel Népal. Il était le fils de Śuddhodana, un roi, et de Maya Devi. Sa naissance fut marquée par des prédictions de grandes réalisations spirituelles.

Siddhartha a été élevé dans le luxe et la richesse. Cependant, à l'âge de 29 ans, il éprouva un profond désir de comprendre la souffrance humaine et de trouver la véritable signification de la vie, ce qui le poussa à entreprendre un voyage.

Il quitta son foyer et vécut comme un ascète pendant plusieurs années, cherchant des enseignements auprès de différents maîtres spirituels et pratiquant des austérités sévères. Cependant, il ne trouva pas de réponse satisfaisante à ses questions.

Alors qu'il méditait sous un arbre Bodhi à Bodhgaya, Siddhartha atteignit l'illumination à l'âge de 35 ans. Il réalisa les Quatre Nobles Vérités et la Loi de la Dépendance Originaire, devenant ainsi Bouddha, l'Éveillé.

Après son éveil, le Bouddha Gautama a commencé à enseigner ses réalisations aux autres. Il voyagea à travers l'Inde, attirant des disciples et partageant ses enseignements sur la souffrance, la libération et le chemin de l'éveil.

Le Bouddha mourut vers l'âge de 80 ans dans la ville de Kushinagar. Sa mort, connue sous le nom de Parinirvana, est considérée comme le passage final dans le cycle de la renaissance.

La vie du Bouddha Gautama est marquée par son voyage depuis la vie d'un prince dans un palais doré jusqu'à l'illumination sous l'arbre de la Bodhi et son engagement à enseigner la voie vers la libération de la souffrance humaine.

Les enseignements

La doctrine du bouddhisme repose sur les enseignements du Bouddha Gautama, qui a vécu en Inde au 6ème siècle avant notre ère. Après avoir quitté sa vie de prince pour explorer la nature de la souffrance humaine, il a atteint l'illumination sous l'arbre de la Bodhi et a commencé à enseigner sa compréhension de la nature de la réalité.

Les enseignements du Bouddha incluent les Quatre Nobles Vérités (la nature de la souffrance, son origine, sa cessation et le chemin menant à la cessation de la souffrance) et le Noble Sentier Octuple (une voie vers la libération de la souffrance). Ces enseignements forment les principes fondamentaux du bouddhisme, soulignant la nature éphémère de la vie et l'importance de la compréhension de soi pour atteindre l'éveil.

Le bouddhisme a évolué au fil du temps avec différentes écoles et interprétations, mais ses racines sont ancrées dans les enseignements initiaux du Bouddha Gautama sur la nature de la souffrance, l'éveil et la compassion.

Les enseignements principaux du Bouddha Gautama sont :

1 : Les Quatre Nobles Vérités :

- La Vérité de la Souffrance (Dukkha) : La vie est empreinte de souffrance, de douleur, de malaise et d'insatisfaction.
- L'Origine de la Souffrance (Samudaya) : La soif, le désir et l'attachement sont à l'origine de la souffrance.
- La Cessation de la Souffrance (Nirodha) : Il est possible d'atteindre la libération de la souffrance en éliminant les désirs et les attachements.
- Le Chemin menant à la Cessation de la Souffrance (Magga) : Le Noble Sentier Octuple est la voie à suivre pour atteindre la libération de la souffrance.

2 : Le Noble Sentier Octuple :

- Vision Juste : Avoir une compréhension juste de la réalité.
- Pensée Juste : Cultiver des pensées de bienveillance, de non-nuisance et de générosité.

- Parole Juste : Éviter le mensonge, la calomnie, la parole dure ou blessante.
- Action Juste : Agir de manière éthique, respectueuse et juste envers les autres.
- Moyens de Subsistance Justes : Gagner sa vie de manière éthique, sans nuire à autrui.
- Effort Juste : Cultiver une attitude positive et persévérante.
- Attention Juste : Être conscient de ses pensées, paroles et actions.
- Méditation Juste : Pratiquer une méditation qui favorise la concentration, la clarté mentale et la sagesse.

3 : La Dépendance Originaire :

Enseigne que tout phénomène est interdépendant et n'a pas de réalité intrinsèque, soulignant l'absence d'un soi permanent ou d'une essence immuable dans les phénomènes.

4 : Les Trois Marques de l'Existence :

- L'Impermanence (Anicca) : Tout est en constante mutation et rien n'est permanent.
- La Souffrance (Dukkha) : L'insatisfaction est inhérente à l'existence.
- L'Absence de Soi (Anatta) : Il n'y a pas d'identité ou d'âme permanente.

Ces enseignements forment la base du bouddhisme et sont utilisés comme guide pour la pratique spirituelle, l'éveil et la libération de la souffrance.

Un être éveillé

Dans la tradition bouddhiste, un être éveillé, ou un Bouddha, est caractérisé par plusieurs qualités et signes, bien que ces attributs puissent être interprétés différemment selon les écoles bouddhistes et les traditions. Voici quelques-uns des signes ou qualités associés à un être éveillé :

Compréhension des Quatre Nobles Vérités : Un Bouddha comprend pleinement les Quatre Nobles Vérités : la nature de la souffrance, son origine, sa cessation et le chemin menant à la cessation de la souffrance.

Compassion et Bienveillance Universelles : Un être éveillé ressent une compassion profonde envers tous les êtres et démontre une bienveillance inconditionnelle envers eux, sans discrimination.

Sagesse et Clarté Mentale : Un Bouddha possède une sagesse profonde et une clarté mentale totale, percevant la réalité telle qu'elle est, sans distorsion ni illusion.

Absence de Désir et d'Aversion : Un être éveillé est libéré des attachements, des désirs et des aversions, ayant transcendé les désirs sensoriels et les conditionnements mentaux.

Équanimité et Sérénité : Un Bouddha maintient une équanimité inébranlable face aux hauts et aux bas de la vie, demeurant serein et calme dans toutes les circonstances.

Absence de l'Idée du Soi : Un être éveillé a transcendé l'idée d'un soi permanent et indivisible, comprenant la nature interdépendante et impermanente de toute existence.

Il est important de noter que ces caractéristiques ne sont pas facilement perceptibles à l'œil nu. La reconnaissance d'un être éveillé est souvent basée sur l'enseignement, la sagesse, la compassion et la clarté qu'il démontre dans ses actions et ses paroles, plutôt que sur des signes physiques tangibles.

Symboles

La tradition bouddhiste est riche en symboles qui portent des significations profondes et symboliques. Ces symboles sont souvent utilisés dans l'art bouddhiste, la méditation et les rituels pour représenter des enseignements spirituels et des concepts clés. Voici quelques-uns des symboles bouddhistes les plus couramment utilisés :

Dharma Chakra (Roue du Dharma) : Représente l'enseignement du Bouddha et le Noble Sentier Octuple.

Mandala : Un diagramme géométrique complexe représentant l'univers, souvent utilisé comme support de méditation.

Lotus : Symbolise la pureté, la croissance spirituelle et l'éveil, car le lotus émerge de la boue mais reste immaculé.

Bouddha assis : La posture de méditation du Bouddha, symbolisant la paix intérieure et la méditation.

Stupa : Une structure architecturale qui représente l'éveil du Bouddha et contient souvent des reliques.

Om Mani Padme Hum : Un mantra célèbre, souvent écrit sur des objets ou chanté, symbolisant la compassion et la perfection.

Vajra : Un sceptre en forme de foudre, symbolisant la nature indestructible de la réalité et la compassion sans limites.

Swastika : Un symbole ancien, utilisé dans le bouddhisme bien avant son association avec des idéologies négatives, symbolisant la chance et l'énergie positive.

Triratna (Les Trois Joyaux) : Les trois refuges du bouddhisme - le Bouddha, le Dharma et la Sangha.

Nœud sans fin : Un symbole de l'interconnexion et de l'interdépendance de tous les phénomènes.

Le Parasol : Symbolise la protection contre les influences négatives, la sagesse et la compassion qui protègent les êtres des souffrances.

La Conque : Représente la diffusion des enseignements du Bouddha et la proclamation de la vérité. Elle symbolise également le son de l'éveil, appelant les êtres à la pratique spirituelle.

Ces symboles ont des significations profondes et sont utilisés comme supports pour la méditation, des rappels des enseignements bouddhistes et des moyens d'exprimer la foi et la dévotion. Ils varient en fonction des traditions bouddhistes, mais beaucoup sont partagés entre différentes écoles.

Similitudes et Différence entre le Bouddhisme Shingon et Bouddha

Le Bouddhisme Shingon, une école ésotérique du bouddhisme japonais, et le Bouddhisme issu des enseignements du Bouddha historique partagent certaines bases fondamentales, mais ils présentent également des différences significatives dans leurs pratiques, leurs enseignements et leurs approches spirituelles.

Similitudes :

Enseignements de base : Les deux traditions reconnaissent la nature de la souffrance, l'importance de la compassion et la voie vers l'éveil spirituel.
Libération de la souffrance : Elles partagent la perspective que la libération de la souffrance est atteinte en comprenant la nature de la réalité et en transcendant les attachements et les désirs.
Compassion : Les deux traditions accordent de l'importance à la compassion universelle envers tous les êtres.

Différences :

Approches spirituelles : Le Bouddhisme Shingon se concentre sur des pratiques ésotériques telles que la méditation sur des mandalas, la visualisation de divinités et l'utilisation de mantras, tandis que le Bouddhisme du Bouddha historique se concentre davantage sur des pratiques de méditation, l'étude des enseignements et la pratique de la pleine conscience.

Complexité des enseignements : Le Bouddhisme Shingon implique souvent des pratiques complexes et rituelles, avec une symbolique ésotérique, tandis que le Bouddhisme du Bouddha historique met l'accent sur des enseignements plus accessibles et souvent plus simples.

Transmission des enseignements : Le Bouddhisme Shingon accorde une grande importance à la transmission orale des enseignements d'un maître à un disciple, souvent dans le cadre d'une lignée de transmission, tandis que le Bouddhisme du Bouddha historique est basé sur les enseignements transmis par le Bouddha et les textes canoniques.
Bien que les deux traditions partagent des points communs dans leurs racines bouddhistes, leurs pratiques et leurs approches peuvent être très différentes en raison des développements historiques et culturels spécifiques à chaque tradition.

Bouddhisme et soulagement de la douleur

Dans le bouddhisme, diverses traditions et pratiques visent à soulager la souffrance, que ce soit sur le plan physique, mental, émotionnel ou spirituel. Voici quelques-unes des traditions bouddhistes et leurs pratiques associées qui sont souvent utilisées pour apaiser la souffrance :

Méditation de Pleine Conscience : Pratiquée dans de nombreuses écoles du bouddhisme, la méditation de pleine conscience vise à cultiver une conscience attentive du moment présent. Elle peut aider à soulager le stress, l'anxiété et à améliorer la gestion des émotions.

Pratiques de Compassion : Des méditations spécifiques, comme la méditation de la bienveillance (Metta), visent à cultiver la compassion envers soi-même et envers les autres. Ces pratiques peuvent contribuer à atténuer la souffrance émotionnelle.

Pratiques de Guérison : Certaines écoles bouddhistes, telles que le Bouddhisme Tibétain, incluent des rituels et des pratiques de guérison où des prières, des mantras ou des cérémonies sont utilisés pour soulager la souffrance physique et mentale.

Enseignements sur la Souffrance : Les enseignements sur les Quatre Nobles Vérités et sur l'impermanence dans le Bouddhisme Theravada et Mahayana offrent une perspective sur la nature de la souffrance et comment y remédier.

Pratiques de Mantras et de Visualisation : Le Bouddhisme Esotérique, tel que le Bouddhisme Shingon, utilise des pratiques de mantras et de visualisation pour équilibrer les énergies et favoriser le bien-être.
Ces pratiques peuvent varier selon les écoles et les cultures, mais l'objectif général est souvent d'apporter du réconfort, de la paix intérieure et de réduire la souffrance en cultivant des états d'esprit positifs et en encourageant une meilleure compréhension de la réalité.

Les similitudes entre bouddhisme et le christianisme

Bien que le bouddhisme et le christianisme soient des traditions religieuses distinctes avec des croyances et des enseignements différents, il existe quelques similitudes ou parallèles qui sont parfois explorés par les penseurs interreligieux. Il est important de noter que ces similitudes ne signifient pas une identité totale entre les deux figures ou les deux traditions, mais plutôt des points de convergence qui ont été discutés. Voici des parallèles entre Bouddha et Jésus :

L'éveil spirituel et enseignements moraux : Les deux figures, Bouddha et Jésus, sont souvent vénérées pour leurs enseignements éthiques et moraux. Ils ont souligné l'importance de l'amour, de la compassion et de la non-violence dans la vie quotidienne.

Renoncement et détachement : Tant Bouddha que Jésus ont renoncé aux biens matériels et ont enseigné la valeur du détachement et du désintéressement face aux richesses matérielles.

Compassion envers les opprimés : Les deux figures ont manifesté une compassion particulière envers les personnes opprimées, marginalisées ou souffrantes. Leurs enseignements ont inclus des messages d'inclusion sociale et de soins envers les moins fortunés.

Miracles et guérisons : Des récits de miracles et de guérisons sont présents dans les enseignements de Bouddha et de Jésus. Bien que la nature spécifique de ces miracles puisse différer, les deux figures sont associées à des actes miraculeux.

Sagesse et amour universels : Les deux figures sont souvent perçues comme des sages dont les enseignements ont une portée universelle. Ils ont encouragé l'amour et la sagesse envers tous les êtres.
Il est important de souligner que les différences entre le bouddhisme et le christianisme sont également significatives, en particulier en ce qui concerne les conceptions de la divinité, la nature de la réalité et les enseignements sur le salut.

Ces parallèles sont souvent explorés dans des dialogues interreligieux, mais ils ne représentent pas une compréhension universelle des deux traditions. Les nuances et les spécificités des enseignements de Bouddha et de Jésus doivent être prises en compte pour une compréhension approfondie de chaque tradition.

Le Taoïsme

Le Taoïsme (ou Daoïsme) est une tradition religieuse et philosophique originaire de la Chine, qui met l'accent sur le vivre en harmonie avec le Tao (ou Dao), une notion qui peut être traduit par « le chemin » ou «la voie ». Le Tao est considéré comme la source, le modèle et la substance fondamentale de tout ce qui existe.

Le Taoïsme se caractérise par plusieurs éléments clés :

Le Tao : Concept central, le Tao est l'ordre naturel et fondamental de l'univers que les taoïstes cherchent à comprendre et à vivre en harmonie avec.

Wu Wei : Littéralement « non-agir » ou « non-intervention », c'est l'idée de suivre le cours naturel des choses sans forcer les événements.

Yin et Yang : Principes complémentaires représentant les forces opposées mais interdépendantes de l'univers (le yin est souvent associé à la féminité, l'obscurité, la réceptivité, tandis que le yang est lié à la masculinité, la lumière, l'activité).

Immortalité et Alchimie Intérieure : Certains taoïstes cherchent à prolonger leur vie et atteindre une forme d'immortalité à travers des pratiques spirituelles et physiques y compris la méditation, le qi gong, et diverses disciplines corporelles.

Textes Fondateurs : Les textes principaux du Taoïsme incluent le « Tao Te Ching » (ou « Dao De Jing ») attribué à Laozi et le « Zhuangzi », du philosophe Zhuang Zhou.

Le « Tao Te Ching » est un texte classique du Taoïsme attribué à Laozi, comprenant 81 courts chapitres qui traitent des principes de la voic (Tao) et de la vertu (Te). Voici des extraits du « Tao Te Ching » :

Chapitre 1 Tao (La Voie)

Le Tao dont on peut parler n'est pas le Tao éternel ;
Le nom qui peut être nommé n'est pas le Nom éternel.
Ce qui est sans nom est l'origine de l'univers ;
Ce qui porte un nom est la mère de toutes choses.
Ainsi, constamment libéré de désirs, on peut voir le mystère secret ;
Constamment pris de désirs, on ne voit que les manifestations.

Ces deux naissent du même ; bien qu'on les appelle différemment,
Tous deux sont appelés profonds et mystérieux.
Profond et mystérieux, et plus profond encore,
La porte de toutes les merveilles.

Chapitre 2 Té (La Vertu)

Sous le ciel, chacun connaît le beau comme beau,
Ainsi il y a du laid ;
Chacun connaît le bien comme le bien,
Ainsi il y a du mal.
Ainsi l'être et le non-être se produisent l'un l'autre ;
Le difficile et le facile s'accomplissent l'un l'autre ;
Le long et le court se forment l'un par l'autre ;
Le haut et le bas s'inclinent l'un vers l'autre ;
La voix et le son s'accordent l'un à l'autre ;
L'avant et l'après se suivent l'un l'autre.
C'est pourquoi le sage vit en non-agir,
Et pratique l'enseignement sans parole.
Toutes choses se produisent,
Et il ne leur refuse rien ;
Il les crée sans s'en approprier ;
Il agit, mais ne s'attache pas à ses actes ;
Il achève son œuvre, mais ne s'y arrête pas.
Et c'est pourquoi elle demeure.
Beaucoup de détails concernant la vie de Laozi sont enveloppés de légendes
et d'incertitudes. Voici ce que l'on sait de lui selon la tradition et les sources
historiques :

Laozi signifie « Vieux Maître » ou « Ancien Sage ». Son nom de naissance
aurait été Li Er ou Li Dan.

Laozi aurait vécu au 6e siècle avant notre ère, à l'époque de la dynastie Zhou
en Chine. Certains historiens suggèrent qu'il pourrait avoir vécu au 4e siècle
avant notre ère, mais il n'existe pas de consensus sur les dates exactes.

Selon la tradition, Laozi aurait été un archiviste à la cour des Zhou,
responsable de la gestion des archives impériales. Son rôle lui aurait permis
d'accéder à une grande sagesse et à de vastes connaissances.

Fatigué par la corruption et la décadence de la société, Laozi aurait quitté la
cour pour vivre en ermite. Selon la légende, alors qu'il quittait la Chine pour

se rendre à l'Ouest, un gardien de la frontière nommé Yinxi l'aurait reconnu et lui aurait demandé de consigner sa sagesse avant de partir. Laozi aurait alors écrit le « Tao Te Ching » en une seule séance avant de disparaître.

Après avoir écrit le « Tao Te Ching », on dit que Laozi a continué son voyage vers l'Ouest et que personne ne l'a revu. Certains récits mythiques suggèrent qu'il aurait atteint l'immortalité.

Laozi est vénéré comme le fondateur du Taoïsme philosophique. Ses enseignements, tels qu'ils sont exprimés dans le « Tao Te Ching », forment le cœur de cette tradition.

Au-delà du Taoïsme, Laozi a profondément influencé la culture chinoise, y compris la littérature, l'art, la politique et la spiritualité.

Dans le taoïsme religieux, Laozi est souvent déifié et vénéré comme une incarnation du Tao lui-même. Des temples lui sont dédiés et il est honoré dans de nombreux rituels taoïstes.
Laozi est souvent représenté comme un vieux sage, avec une longue barbe blanche, parfois chevauchant un buffle. Ces représentations soulignent son rôle de guide spirituel et de sage.

Similitudes entre Taoïsme et Christianisme

Bien que le Taoïsme et le Christianisme soient deux traditions religieuses et philosophiques très différentes, il existe quelques similitudes dans certains aspects de leur enseignement et de leur pratique :

Les deux traditions valorisent une forme d'harmonie, que ce soit avec le Tao dans le Taoïsme ou avec Dieu et la création dans le Christianisme.

Le Taoïsme valorise des vertus telles que la simplicité, la modestie, et la compassion. De même, le Christianisme met l'accent sur des vertus comme l'humilité, la charité et l'amour du prochain.

Les deux traditions pratiquent des formes de méditation et de prière. Le Taoïsme a des pratiques comme le qi gong et la méditation taoïste, tandis que le Christianisme a la prière contemplative et la méditation chrétienne.

Bien que leurs visions du salut et de la vie après la mort diffèrent, les deux traditions reconnaissent une dimension spirituelle de l'existence et prônent une vie en accord avec des principes spirituels pour atteindre un état final de paix (l'union avec le Tao pour les taoïstes, et la vie éternelle avec Dieu pour les chrétiens).

Le Taoïsme, avec son concept de Wu Wei, prône la non-agression et l'harmonie naturelle. De même, le Christianisme enseigne l'amour et le pardon, encourageant à « tendre l'autre joue » en cas de conflit.

Cependant, il est important de noter que les fondements théologiques et métaphysiques des deux traditions restent très différents. Le Taoïsme n'a pas de concept de Dieu personnel et créateur comme dans le Christianisme, et les chemins vers la réalisation spirituelle varient considérablement.

Le Samkhya

Le Samkhya a émergé en Inde ancienne, probablement autour du 6ème siècle avant notre ère. Il a été développé et enseigné principalement dans les régions où la pensée philosophique et religieuse indienne était florissante, notamment dans les régions du nord de l'Inde.

Le Samkhya est l'un des systèmes philosophiques les plus anciens et influents de l'Inde, souvent considéré comme la philosophie de base du système hindou classique. Voici quelques points clés sur le Samkhya :

Le Samkhya est attribué au sage Kapila, dont les enseignements sont codifiés dans le texte classique Samkhya Karika, écrit par Ishvara Krishna.

Le Samkhya propose un dualisme radical entre la Purusha (l'Esprit) et la Prakriti (la Matière). Purusha est le principe conscient, immuable et individuel, tandis que Prakriti est la nature, constituée des trois gunas (modes de l'existence) : sattva (pureté), rajas (activité/passion), et tamas (inertie).

Le Samkhya vise à la libération (moksha) en réalisant la distinction entre Purusha et Prakriti. Cela se fait par la connaissance discriminative (viveka) entre le soi (Purusha) et le non-soi (Prakriti).

Prakriti est considérée comme la cause matérielle de l'univers, composée de 24 principes (tattvas) incluant les cinq éléments grossiers (terre, eau, feu, air, éther), les dix organes de perception et d'action, ainsi que le mental et l'intellect.

Contrairement à d'autres systèmes philosophiques indiens, le Samkhya est non-théiste et n'invoque pas de divinité créatrice. Il insiste plutôt sur la dualité fondamentale entre Purusha et Prakriti comme explication de l'existence.

Le Samkhya a eu une grande influence sur le développement ultérieur de la philosophie indienne, y compris sur d'autres écoles comme le Yoga, qui partage de nombreux concepts avec le Samkhya.

Le Samkhya est une philosophie complexe qui explore les questions fondamentales de l'existence, de la conscience et de la libération à travers une analyse rigoureuse de la nature dualiste de l'univers.

Le sage Kapila

Le sage Kapila est une figure centrale dans la tradition indienne, principalement connu comme le fondateur du système philosophique appelé Samkhya. Voici quelques points importants à propos de lui :

Kapila est traditionnellement considéré comme le premier enseignant à avoir systématisé les principes du Samkhya. Il est souvent décrit comme ayant enseigné cette philosophie pour aider les êtres humains à comprendre la nature de l'existence et à atteindre la libération (moksha).

Bien que Kapila soit crédité d'avoir établi les bases du Samkhya, les textes classiques clés de cette école sont les Samkhya Sutras et le Samkhya Karika, écrit par Ishvara Krishna, qui ont formalisé et développé ses enseignements.

Kapila a enseigné une philosophie dualiste qui distingue entre Purusha (l'Esprit pur et immuable) et Prakriti (la Matière primordiale et dynamique). Son enseignement explore la nature de la conscience, de la réalité matérielle et de la libération de l'existence conditionnée.

Kapila aurait vécu probablement entre le 6ème et le 7ème siècle avant notre ère, bien que les détails précis de sa vie soient souvent entourés de légendes et de traditions orales.

Les idées de Kapila ont eu une influence considérable sur le développement de la philosophie indienne, non seulement à travers le Samkhya mais aussi en inspirant d'autres écoles philosophiques et spirituelles, y compris le Yoga.

Kapila est honoré comme un grand sage et penseur dont les enseignements ont profondément enrichi la tradition philosophique et spirituelle de l'Inde, en offrant des perspectives distinctes sur la nature de l'existence et les moyens d'atteindre la libération spirituelle.

Le Shinto

Le Shinto est une religion indigène du Japon (les religions indigène, expression qui généralise un système de croyance de sociétés localisées), centrée sur des pratiques rituelles et des croyances liées aux forces de la nature, aux ancêtres et aux divinités (appelées kami). Voici quelques éléments clés :

Aux environs du 9e siècle, le Shinto remonte à des périodes anciennes de l'histoire japonaise, et ses origines ne sont pas clairement datées. Il a évolué au fil du temps en s'adaptant à diverses influences et contextes culturels.

Il se concentre sur le respect des kamis, des esprits ou divinités associés à des éléments naturels, des ancêtres, des lieux sacrés ou des phénomènes naturels.

Les pratiques du Shinto comprennent des rituels, des cérémonies, des offrandes, des visites aux sanctuaires (appelés Jinja), des festivals saisonniers et des purifications.

Il n'y a pas de fondateur ou de figure centrale unique dans le Shinto. Les kamis occupent une place centrale et représentent un large éventail de divinités, chacune associée à des aspects spécifiques de la nature ou de la vie quotidienne.

Le Shinto a eu une influence profonde sur la culture, les arts, les festivités et la spiritualité au Japon. Il coexiste souvent avec le bouddhisme dans la vie quotidienne des Japonais, les deux religions s'influençant mutuellement.

Le Shinto est une religion profondément enracinée dans la culture japonaise, et bien qu'il n'y ait pas de texte sacré unique ou de fondateur clair, ses rituels et sa spiritualité continuent de jouer un rôle important dans la vie religieuse et culturelle du Japon.

Le Mont KURAMA YAMA

« Mont Kurama » peut être interprété littéralement comme la « Montagne du cheval et de la selle »

Le Mont Kurama, situé dans la préfecture de Kyoto au Japon, est une montagne sacrée réputée pour ses nombreuses légendes, sa signification religieuse et ses beautés naturelles. Voici un aperçu de son histoire et de son importance culturelle.

Le Mont Kurama est mentionné dans les chroniques japonaises anciennes. Il est connu pour être un site sacré depuis plus de mille ans.

Le temple principal de la montagne, le Kurama-Dera, aurait été fondé en 770 par Gantei, un moine bouddhiste de la secte Tendai. Le temple est dédié à Bishamonten, le gardien du nord et l'un des Sept Dieux du Bonheur.

Le Mont Kurama est un centre important du shugendō, une tradition spirituelle syncrétique combinant des éléments du shintoïsme, du bouddhisme et des croyances indigènes.

Légendes et Mythes

Le Roi des Tengu, Sōjōbō

L'une des légendes les plus célèbres du Mont Kurama concerne Sōjōbō, le roi des tengu. Les tengus sont des créatures mythologiques japonaises souvent représentées comme des hybrides mi-hommes, mi-oiseaux. Sōjōbō est particulièrement connu pour avoir enseigné l'art du combat à Minamoto no Yoshitsune, un célèbre héros samouraï du 12ème siècle. Yoshitsune aurait appris des techniques de combat supérieures et des compétences stratégiques qui l'ont aidé dans ses futures batailles.

La Légende de Kurama Tengu

Cette légende raconte l'histoire d'un tengu nommé Kurama Tengu, qui résidait sur la montagne. Il est souvent décrit comme un protecteur de la montagne et des environs. Les tengus, bien que parfois considérés comme des esprits malicieux, sont aussi vus comme des gardiens des montagnes et des forêts, et Kurama Tengu incarne cette dualité.

Légendes Bouddhistes et Shugendō

Le Mont Kurama est également un important site du **shugendō**, une tradition spirituelle qui combine des éléments du bouddhisme, du shintoïsme et des croyances indigènes. Selon la tradition, le Mont Kurama est un lieu de pratique ascétique où les pratiquants cherchent l'illumination et des pouvoirs spirituels à travers des épreuves physiques rigoureuses.

L'origine du Reiki

Une légende plus moderne associée au Mont Kurama est celle de Mikao Usui, le fondateur du Reiki. En 1922, Usui aurait entrepris une retraite spirituelle de 21 jours sur cette montagne. Durant cette retraite, il aurait eu une expérience mystique qui l'a conduit à développer le système de guérison énergétique connu sous le nom de Reiki.

La Source Spirituelle

Le temple Kurama-Dera, situé sur la montagne, est dédié à Bishamonten (un dieu bouddhiste de la guerre et des richesses), et à deux autres divinités, Kannon (déesse de la compassion) et Sonten (l'esprit universel). Selon la légende, ces divinités protègent le Mont Kurama et les fidèles qui viennent y prier. Le temple est également associé à des légendes de guérison et de protection divine.

Sites

Le temple Kurama-Dera est un lieu de pèlerinage important et offre une vue panoramique sur la vallée environnante. Les pèlerins et les visiteurs peuvent gravir la montagne à pied ou utiliser un funiculaire pour atteindre le temple.

À proximité du Mont Kurama se trouve le village de Kibune, célèbre pour son sanctuaire Kibune-Jinja, dédié au dieu de l'eau. Les deux sites sont souvent visités ensemble.

Le sentier de randonnée reliant Kurama à Kibune est populaire parmi les randonneurs et offre une expérience immersive dans la nature japonaise.

Événements Culturels

Chaque année, le 22 octobre, le Mont Kurama accueille le Kurama no Hi-Matsuri (Festival du Feu de Kurama), l'un des festivals de feu les plus spectaculaires du Japon. Ce festival attire des milliers de visiteurs et implique des processions de torches enflammées.

Le Mont Kurama reste un lieu d'une grande signification culturelle, spirituelle et historique au Japon. Il continue d'attirer des pèlerins, des touristes et des praticiens spirituels du monde entier.

La Prière de Kurama-Yama, également connue sous le nom de « Mantra de Kurama », est une invocation spirituelle récité par les pratiquants et les visiteurs du Mont Kurama pour demander protection et bénédiction. Cette prière est profondément enracinée dans les traditions religieuses du temple Kurama-Dera et reflète les influences du bouddhisme, du shintoïsme et des croyances indigènes du shugendō.

Voici une version de la prière, souvent chantée ou récitée au Mont Kurama :

Prières de Kurama-Yama

Hommage à Sonten (La Force de Vie Universelle) :

« Guide-nous et protège-nous,
Illumine notre chemin avec sagesse et compassion.
Accorde-nous la force de surmonter les défis.
Et remplis nos cœurs de paix et d'harmonie. »

Autre Prière de Kurama-Yama :

« Pour créer un monde, où toute vie brille,
Beau comme la Lune (Amour),
Chaud comme le Soleil (Lumière),
Puissant comme la Terre (Pouvoir),
Nous faisons confiance à Sonten pour tout. »

Sonten est une divinité unique vénérée au Mont Kurama. Elle est considérée comme une manifestation de **l'esprit universel**, englobant l'énergie vitale qui anime l'univers. Cette divinité combine des aspects de plusieurs traditions religieuses.

La prière demande à Sonten de guider et de protéger les pratiquants. Elle appelle à la sagesse et à la compassion pour illuminer leur chemin, les aidant à surmonter les difficultés de la vie.

En récitant cette prière, les fidèles cherchent à remplir leur cœur de paix et d'harmonie, reflétant les valeurs centrales des enseignements spirituels du Mont Kurama.

La prière de Kurama-Yama est souvent récitée lors de visites au temple Kurama-Dera, particulièrement dans des lieux spécifiques du temple dédiés à la méditation et à la prière. Voici comment elle est généralement pratiquée :

Les pratiquants se purifient souvent en se lavant les mains et la bouche à l'entrée du temple, selon la tradition shintoïste.

Des offrandes de fruits, de fleurs ou d'encens peuvent être faites devant l'autel principal du temple.

La prière est récitée avec sincérité et dévotion, souvent accompagnée de méditation silencieuse.

À la fin de la prière, il est courant de faire sonner une cloche du temple pour marquer la fin du rituel et appeler les bénédictions divines.

La Prière de Kurama-Yama est une expression de la dévotion et de la recherche de guidance spirituelle. Elle joue un rôle central dans les pratiques religieuses et les traditions du Mont Kurama, offrant un lien profond entre les fidèles et la spiritualité sacrée de cette montagne.

Un petit point sur les divinités shintoïstes.

Au Japon, plusieurs divinités shintoïstes sont associées au soleil, à la lune et à la terre. Voici les principales :

Dieu du Soleil : Amaterasu (天照大神)

Amaterasu Omikami est la déesse du soleil et l'une des divinités les plus importantes du shintoïsme. Elle est souvent considérée comme l'ancêtre direct de la lignée impériale japonaise. Amaterasu est vénérée pour apporter la lumière, la chaleur et la vie. Selon la mythologie japonaise, elle réside dans le sanctuaire d'Ise (Ise Jingu), le sanctuaire shinto le plus sacré du Japon.

Dieu de la Lune : Tsukuyomi (月読命)

Tsukuyomi no Mikoto est le dieu de la lune. Tsukuyomi est souvent représenté comme un dieu calme et réservé, contrairement à sa sœur Amaterasu. Il est associé à la nuit et à ses mystères. Selon la légende, Tsukuyomi est né de l'œil droit d'Izanagi, l'un des deux dieux créateurs du Japon.

Dieu de la Terre : Ōkuninushi (大国主命)

Ōkuninushi no Mikoto est l'une des divinités de la terre et de la nation, associé à la création et à la protection des terres. Il est aussi considéré comme un dieu de la médecine et de la magie. Ōkuninushi est particulièrement vénéré au sanctuaire d'Izumo Taisha, l'un des plus anciens et importants sanctuaires shintoïstes.

Autres Divinités Importantes

Izanagi et Izanami : Ce sont les dieux créateurs du Japon. Izanagi (le dieu masculin) et Izanami (la déesse féminine) sont les parents de nombreuses autres divinités, y compris Amaterasu, Tsukuyomi (voir ci-dessus) et Susanoo. Ils ont joué un rôle crucial dans la création des îles japonaises et des divinités majeures.

Susanoo (須佐之男命) : Bien qu'il ne soit pas directement lié à la terre, Susanoo est le dieu des tempêtes et des mers. Il joue un rôle important dans de nombreuses légendes, notamment celles qui concernent Ōkuninushi.

Ces divinités forment une partie centrale du panthéon shintoïste et sont vénérées dans des sanctuaires à travers le Japon. Elles jouent un rôle essentiel dans les mythes de la création et les croyances religieuses du pays.

Similitude entre les différents bouddhismes et le Reiki

Pour identifier les similitudes entre le Reiki et les différents courants du bouddhisme, nous devons examiner les concepts fondamentaux, les pratiques, et les philosophies sous-jacentes à ces traditions. Voici une analyse des points communs sur le Reiki et les principaux courants du bouddhisme, en particulier le Mahayana, le Vajrayana, et les enseignements ésotériques associés au Shingon et au Mikkyo.

Le concept central du Reiki est l'énergie universelle de vie, souvent appelée **"Ki"** (ou "Chi" en chinois). Les praticiens de Reiki croient qu'ils peuvent canaliser cette énergie pour guérir et équilibrer l'énergie des autres.

Les enseignements bouddhistes, en particulier dans le Vajrayana et le Shingon, parlent d'énergie vitale qui circule à travers les êtres vivants. Le concept de **prana** ou **chi** dans les pratiques tantriques et ésotériques est similaire à celui du Ki dans le Reiki.

Les praticiens de Reiki sont souvent motivés par le désir d'aider les autres à guérir, un acte de compassion et de service.

La compassion (karuna) est un pilier central du bouddhisme, particulièrement dans le Mahayana. Les bodhisattvas aspirent à atteindre l'illumination pour le bien de tous les êtres.

La pratique du Reiki inclut souvent la méditation pour se connecter à l'énergie universelle et pour se préparer à la guérison.

La méditation est une pratique essentielle dans toutes les traditions bouddhistes, utilisée pour développer la concentration, la sagesse et la compassion. Des formes spécifiques comme la méditation vipassana, zazen, et les visualisations tantriques sont courantes.

Le Reiki utilise des symboles (comme Cho Ku Rei, Sei He Ki, et Hon Sha Ze Sho Nen) et des mantras pour focaliser l'énergie et les intentions de guérison.

Les traditions bouddhistes tantriques et ésotériques utilisent des symboles (yantras) et des mantras (comme "Om Mani Padme Hum") pour invoquer des énergies spécifiques et effectuer des transformations spirituelles.

Le Reiki, bien qu'il soit principalement une pratique de guérison, a également des aspects de développement spirituel et de croissance personnelle.

L'objectif ultime du bouddhisme est l'éveil spirituel ou l'illumination (nirvana), un état de libération de la souffrance et de réalisation de la vérité ultime.

La pratique du Reiki implique une initiation par un maître de Reiki, permettant au pratiquant de canaliser l'énergie Reiki.

Dans les traditions tantriques et ésotériques du bouddhisme (comme le Vajrayana et le Shingon), la transmission de pouvoir spirituel et de connaissances se fait souvent par le biais d'initiations (abhisheka) par des maîtres qualifiés.

Le Reiki se concentre sur la guérison en utilisant l'énergie universelle pour rééquilibrer et harmoniser les énergies du corps.

Certaines pratiques bouddhistes incluent des rituels de guérison et des pratiques de méditation visant à rétablir l'équilibre des énergies corporelles, souvent en utilisant des visualisations et des mantras de guérison.

Les praticiens de Reiki utilisent des positions des mains pour canaliser l'énergie vers différentes parties du corps.

Les pratiques bouddhistes tantriques peuvent inclure des mudras (gestes sacrés des mains) et des postures spécifiques pour canaliser et transformer l'énergie.
Les similitudes entre le Reiki et les différents courants du bouddhisme, notamment le Mahayana, le Vajrayana, et les traditions ésotériques comme le Shingon et le Mikkyo, se manifestent principalement dans leurs concepts d'énergie universelle, de compassion, et de pratiques de méditation et de guérison. Les deux traditions mettent également l'accent sur l'initiation et la transmission de connaissances spirituelles, utilisant des symboles et des mantras pour canaliser et focaliser l'énergie. Ces points communs montrent comment le Reiki partage des racines philosophiques et spirituelles avec les diverses traditions bouddhistes.

Inspiration pour les symboles

Les symboles Cho Ku Rei, Sei He Ki et Hon Sha Ze Sho Nen utilisés dans le Reiki sont des éléments clés des pratiques de guérison et de spiritualité développées par Mikao Usui. Leur origine et signification profonde peuvent être retracées à travers diverses influences spirituelles et philosophiques, notamment celles issues du bouddhisme, du shintoïsme et d'autres traditions japonaises. Voici une analyse plus détaillée de chaque symbole :

Cho Ku Rei (Cho Ku Rei - 招魂霊) :

Ce symbole ressemble à une spirale ou un trait vertical traversant une ligne horizontale, souvent décrite comme un "interrupteur d'énergie".

Il est utilisé pour augmenter ou focaliser l'énergie Reiki. Souvent appelé le "symbole du pouvoir", il est invoqué pour diriger et intensifier l'énergie de guérison.

La forme spirale du Cho Ku Rei rappelle les yantras et mandalas utilisés dans les traditions tantriques du bouddhisme ésotérique (Vajrayana et Shingon). Ces formes géométriques sont conçues pour concentrer et manipuler l'énergie spirituelle.

Le concept de diriger l'énergie spirituelle est également présent dans le shintoïsme, où les rituels de purification et de bénédiction utilisent des symboles et des gestes spécifiques pour canaliser les énergies divines.

Sei He Ki (Sei He Ki - 精神力) :

Ce symbole est souvent décrit comme une forme vaguement en "S" ou en "Z", avec une ligne horizontale courbée et des traits verticaux.

Il est utilisé pour la guérison émotionnelle et mentale. Il aide à équilibrer les énergies et à traiter les déséquilibres émotionnels et psychologiques.

Le Sei He Ki trouve des échos dans les pratiques de méditation et de guérison mentale du bouddhisme zen où l'équilibre émotionnel et la clarté mentale sont essentiels. Les symboles utilisés dans le zen, tels que les Enso (cercles), symbolisent l'unité et l'équilibre intérieur.

Les mantras et les visualisations utilisées dans les pratiques tantriques bouddhistes visent souvent à purifier et équilibrer l'esprit, ce qui est similaire à l'utilisation du Sei He Ki pour équilibrer les énergies mentales et émotionnelles.

Hon Sha Ze Sho Nen (Hon Sha Ze Sho Nen - 本者是正念) :

Ce symbole est plus complexe, composé de plusieurs caractères japonais ou kanji. Il est souvent décrit comme un "symbole de connexion" qui transcende le temps et l'espace.

Utilisé pour envoyer de l'énergie Reiki à distance, au-delà des limitations physiques et temporelles. Il est souvent associé à la guérison à distance et à la connexion avec l'énergie universelle.

L'idée de transcender le temps et l'espace est centrale dans le Mahayana où les bodhisattvas sont perçus comme capables d'agir à travers différentes dimensions pour aider tous les êtres sensibles. Le concept de l'énergie universelle omniprésente est similaire à l'utilisation du Hon Sha Ze Sho Nen pour la guérison à distance.

Les pratiques spirituelles japonaises, incluant le Shugendo (une tradition ascétique), incorporent des rituels et des symboles visant à transcender les limites physiques, ce qui reflète l'utilisation du Hon Sha Ze Sho Nen dans le Reiki.

Les symboles du Reiki, Cho Ku Rei, Sei He Ki, et Hon Sha Ze Sho Nen, bien que spécifiques à la pratique du Reiki telle qu'enseignée par Mikao Usui, montrent des influences claires des traditions spirituelles et religieuses japonaises et bouddhistes. Ces influences incluent :

- **L'utilisation de symboles et de formes géométriques pour concentrer et manipuler l'énergie** (comme dans le tantrisme et le shintoïsme).

- **La purification et l'équilibrage des énergies émotionnelles et mentales** (comme dans le bouddhisme zen et les pratiques tantriques).

- **La transcendance des limitations temporelles et spatiales pour la guérison et la connexion spirituelle** (comme dans le Mahayana).

Ces similitudes montrent comment Mikao Usui a intégré des éléments de diverses traditions pour créer une pratique de guérison holistique et accessible, adaptée à la culture spirituelle japonaise de son époque.

Compréhension du Reiki Ryôhô

**« Réaliser le but de sa Vie et atteindre la paix de l'esprit
Calmer le corps et l'esprit »**

Le Reiki Ryoho est à la fois une pratique spirituelle et un art de guérison visant au développement de Soi par l'Energie Spirituelle (Rei) et à la fois une thérapie par les mains **basée sur le Pouvoir Intuitif de l'Univers**, Teate en japonais. Littéralement, Teate veut dire « toucher de la main ». « Te » est traduit par main et « ate » par toucher. Au Japon, tous les traitements étaient à l'origine désignés sous le nom de Teate.

Dispensé dans un but thérapeutique et d'évolution personnelle, il permet d'améliorer la qualité de vie par une approche globale de l'être. Selon le concept de toutes les thérapies extrême-orientales, le corps et l'esprit sont intimement liés. Il fait partie de ces « médecines de santé » qui prennent soin du Corps et de l'Esprit. En équilibrant le Corps et l'Esprit, il nous aide à nous améliorer et à développer le Bonheur.

Au-delà du Teate, le soin par les mains, le Reiki Ryôhô offre des outils de progression spirituelle comme des pratiques méditatives, visant au développement d'une Conscience Eveillée, des techniques de purification spécifiques du Corps et de l'Esprit, misogi en Japonais, la pratique de sons guérisseurs et de symboles lors de soins physiques, énergétiques, psychiques et spirituels, d'actions bienfaisantes en présence ou à distance, avec pour objectif de réaliser le but de sa Vie et d'atteindre la Grande Paix de l'Esprit, « Anshin Ritsumei » en Japonais.

Dans l'enseignement du Reiki originel, **Usui Sensei** pratiquait les soins sans position particulière des mains, mais en suivant les indications de l'intuition (méthode Reiji ho). Ce n'est que dans les derniers mois de sa vie qu'il a donné des positions originelles des mains pour traiter diverses pathologies répertoriées dans son livre « **Usui Reiki Hikke** », tant il était soucieux du manque d'habilité de certains de ses étudiants à sentir les énergies. Il faut se rappeler qu'il a également formé de nombreux officiers de marine et qu'ils devaient être rapidement opérants. Elles leurs servaient donc de lignes directrices durant les traitements.

Usui Sensei ne pratiquait les traitements qu'avec une seule main, « Seki Shu Ryoho » en japonais, sauf sur les organes doubles, identiquement aux guérisseurs de son époque, les « Rei-jutsu ka ». « Rei- jutsu », littéralement, l'art de l'esprit ou l'art de la guérison mentale, était en plein essor pendant la période Taisho (1912 - 1926) et le début de la période Showa (1926-1930). Sa théorie repose sur le fait que l'Esprit est la clé de la santé physique et qu'à partir de lui on peut vaincre la maladie.

En Occident, on attribue la conception du protocole de soin couvrant tout le corps à **Chujiro Hayashi**. Nous savons qu'il a créé sa propre méthode de Reiki, « **Hayashi Shiki Reiki** », « la méthode de Reiki selon le système Hayashi », et qu'il a rédigé un manuel de soins en adaptant les positions originelles d'Usui sensei. Il les aurait introduites dans ses enseignements pour aider les étudiants à devenir plus sensibles et intuitifs aux énergies. Il en a été de même pour Madame **Takata**, son étudiante.

Elle a modifié ses enseignements pour créer sa propre méthode de Reiki, « **Usui Shiki Ryôhô** ». Elle a également rédigé un manuel de soins, appelé « grille Takata », qu'elle n'aurait transmis qu'à quelques-uns de ses élèves.

Elle a mis en place le protocole des transmissions de Reiju, l'étudiant est assis, soit sur une chaise ou en posture de méditation, les mains en Gassho (mains jointes sur le devant de la poitrine), dans une attitude d'ouverture. En procédant à l'initiation, l'enseignant utilise des gestes sacrés (Kuji-in en japonais) face au futur initié, puis pose la paume de ses mains au-dessus des points d'énergie situés à différents endroits de la tête, du haut du corps et des mains. Contrairement aux rituels initiatiques des écoles de Reiki Occidental et même Japonais (Gendaï Reiki ho, Komyo Reiki et Jikiden Reiki), aucun symbole n'est tracé, ni visualisé dans le champ d'énergie du receveur. En fonction du niveau enseigné, seules des lignes de sons des symboles sont vocalisées et transmises au futur initié.

Apprendre le Reiki

Le Reiki est généralement structuré en plusieurs niveaux ou degrés, chacun avec ses propres enseignements, pratiques et symboles. La progression à travers ces niveaux permet aux praticiens de développer leurs compétences et leur compréhension de l'énergie Reiki. Aperçu des niveaux de Reiki tels que je vais les enseigner :

Pratiquer la méditation à tous les niveaux.

1. Premier Degré (Reiki I) : « Shoden » (初伝) :

- Faire le lien entre le Reiki et le Bouddhisme
- Notion des préceptes
- Connaitre les sept chakras

2. Deuxième Degré (Reiki II) : « Okuden » (奥伝)

- Comprendre l'importance d'un symbole
- Les préceptes en détails
- Apprentissage du symbole Reiki Cho Ku Rei

3. Troisième Degré (Reiki III) : « Shinpiden » (神秘伝)

- Comprendre l'éveil
- Apprentissage des symboles Sei He Ki, et Hon Sha Ze Sho Nen

4. Niveau de Maîtrise : « Shihan » (師範)

- Approfondissement des notions et accompagnement de la transmission
- Pratiquer la méditation

5. Dai Shihan (大師範) : "Grand maître enseignant". C'est un titre honorifique donné à des enseignants très expérimentés et respectés dans la communauté Reiki.

Mes différents degrés d'apprentissage du REIKI

Le 1er degré Reiki : **SHODEN**
新しい道を開け : **Atarashii michi o ake**
Ouvre un nouveau chemin

Le 2ème degré Reiki : **OKUDEN**
希望を持って : **Kibou o motte**
Aie de l'espoir

Le 3ème degré Reiki : **SHINPIDEN**
夢を追って : **Yume o otte**
Poursuis tes rêves

4ème degré Reiki : **SIHAN**
自分を信じて : **Jibun o shinjite**
Crois en toi

5ème degré de Reiki :**DAI SHIHAN**
世界を変えよう : **Sekai o kaeyou**
Changeons le monde

Les Gokai - Les préceptes

Selon d'Usui sensei

Kyō dake wa, shinpai suna
okoru na, kansha shite
gyō o hakeme, hito ni shinsetsu ni

Les 5 préceptes du Reiki Occidental

Selon Bizan Suzuki philosophe
Livre intitulé Kenzen No Genri (Principes de santé)

Juste pour aujourd'hui, je me libère de toute préoccupation,
Juste pour aujourd'hui, je me libère de toute colère,
Juste pour aujourd'hui, je rends grâce pour mes nombreuses bénédictions,
j'honore mes parents, mes professeurs et mes aïeux,
Juste pour aujourd'hui, je vis ma vie honnêtement,
Juste pour aujourd'hui, je respecte la vie sous toute forme.

Selon Daisetz Teitaro Suzuki est un érudit et penseur

Aujourd'hui seulement, (kyo dake wa)
Ne sois pas fâché, (ikarazu)
Ne sois pas craintif, (osorezu)
Avec honnêteté, (shojiki ni)
Effectue diligemment ton devoir, (shokumu ni hagemi)
Sois aimable avec les autres. (hitoni shinsetsu ni)

La tradition des chakras

La tradition des chakras trouve ses origines dans les anciennes pratiques spirituelles de l'Inde, notamment dans les textes védiques et dans les écritures tantriques hindoues et bouddhistes. Il n'y a pas un inventeur unique de cette tradition, mais plutôt une évolution au fil du temps au sein de diverses écoles de pensées et de pratiques spirituelles.

Les chakras sont des centres d'énergies subtiles situés le long de la colonne vertébrale, dans le système énergétique subtil du corps. Ils sont décrits comme des points de convergence pour différentes énergies vitales, associés à des aspects physiques, émotionnels, mentaux et spirituels de l'être humain.

Les textes anciens, tels que les Upanishads, les Yoga Sutras de Patanjali, les Tantras hindous et bouddhistes, ainsi que d'autres écritures ésotériques, font référence aux chakras et à leurs rôles dans le développement spirituel et la pratique du yoga, de la méditation et du tantra.

La symbolique de la spirale est présente dans de nombreuses cultures à travers le monde et remonte à des époques très anciennes. Bien qu'elle ne soit pas spécifiquement associée uniquement aux traditions des chakras, la spirale est souvent perçue comme un symbole de croissance, de transformation, de cycle et d'évolution.

Dans certaines interprétations ésotériques ou spirituelles contemporaines, la spirale peut être associée à la montée de l'énergie ou à la progression à travers les différents chakras, symbolisant le cheminement spirituel ou la montée de la conscience.

Il est important de noter que la présence de la spirale dans différentes cultures à travers le monde n'est pas exclusivement liée aux chakras ou à une tradition spécifique, mais plutôt à une symbolique plus large qui évoque des concepts de mouvement, de croissance, de cycle et de transformation présents dans de nombreuses traditions et croyances.

Les chakras

Les chakras peuvent-ils influencer la santé ?

Les chakras sont directement associés aux organes et aux glandes de la zone où ils se situent. En tant que tels, ils ont une grande influence sur notre santé, notre état mental et nos relations avec les autres. Les chakras peuvent être équilibrés ou déséquilibrés en fonction de divers facteurs tels que notre mode de vie, notre environnement, notre entourage, nos expériences passées, etc.

Si un chakra est déséquilibré, il passe en mode hypoactif ou hyperactif. Le fonctionnement d'un chakra hypoactif, ou bloqué, est soit insuffisant, soit réduit.
De même, un chakra hyperactif signifie qu'il y a trop d'énergie qui circule dans cette région particulière, et qu'il y a donc un déséquilibre dans la circulation générale de l'énergie dans tout le corps.

Combien et pourquoi ils sont importants ?

Vous pensiez qu'il n'y avait que **7 chakras principaux**.
Il existe également 5 chakras principaux externes qui se situent en dehors du spectre du corps physique.

Saviez-vous que le corps humain possède en réalité **114 chakras** et **72 000 « nadis »** ?

Les « **nadis** » sont des canaux énergétiques ou méridiens pour reprendre un terme familier de l'acupuncture, assurant la circulation du prana, l'énergie vitale, selon des règles complexes dépendant à la fois des cycles lunaires et solaires mais également de nos états propres.

Les 3 principaux nadis

Le nadi Sushumna (le feu cosmique) :

Correspond à la moelle épinière dans le corps physique et c'est par lui que monte la **Kundalini**, c'est-à-dire l'énergie spirituelle latente, ou puissance divine - sous la forme d'un serpent.

La Kundalini, présente en chaque individu, peut être éveillée ou animée par des exercices de respiration, par l'évolution de la conscience, ou par diverses techniques énergétiques.
(Reiki, Qi Gong, Yoga...).

Le nadi Ida :
Se caractérise par une **énergie lunaire**, calmante et rafraîchissante.
Le point de départ de ce canal se trouve à gauche du premier chakra et son aboutissement prend fin dans la narine gauche.

Le nadi Pingala :
Il est le **véhicule de l'énergie solaire** pleine d'ardeur et d'élan.
Le point de départ de ce canal se situe à droite du 1er chakra pour aboutir au-dessus de la narine droite.

Les nadis Ida et Pingala s'entrecroisent tout en cheminant le long de la colonne et leurs points de croisement correspondent aux chakras.
C'est à l'intersection des nadis que se forme un chakra principal.

Les 12 chakras.

1. Chakra Racine (Muladhara)

Le symbole du chakra racine se compose d'une fleur de lotus à 4 pétales, d'un carré et d'un triangle orienté vers le bas. On dit que chaque élément représente les 4 aspects de l'esprit humain, s'unissant pour former la naissance de la conscience humaine.

- **Nom en Sanskrit** : Muladhara
- **Nom en Japonais** : 基底チャクラ (Kitei Chakura)
- **Emplacement** : Base de la colonne vertébrale
- **Définition** : Stabilité, sécurité
- **Organes** : Glandes surrénales, système excréteur
- **Sens de rotation** : Horaire (hommes), antihoraire (femmes)
- **Fréquence** : 396 Hz
- **Mudra** : Prithvi Mudra
- **Couleur** : Rouge
- **Son** : Lam
- **Cristaux** : Jaspe rouge, Hématite
- **Ange Gardien** : Uriel
- **Élément** : Terre

Le chakra racine également appeler chakra Muladhara est situé à la base de la colonne vertébrale, entre l'anus et les organes génitaux. Il est caractérisé par les émotions de survie, de stabilité, d'ambition et d'autosuffisance.

Lorsque ce chakra est déséquilibré, une personne commence à se sentir instable, sans fondation, sans ambition, sans but, craintive, peu sûre d'elle et frustrée.

Lorsque le chakra racine est équilibré, les émotions sont remplacées par des émotions plus positives, et vous vous sentez stable, confiant, équilibré, énergique, indépendant et fort.

2. Chakra Sacré (Svadhisthana)

Le symbole du chakra Svadhishthana ou chakra sacré est composé de plusieurs cercles, d'un croissant de lune et de six pétales de fleur de lotus. Les cercles et le croissant de lune représentent la nature cyclique de la vie, de la mort et de la renaissance, tandis que les six pétales représentent les six aspects négatifs de notre nature que nous devons surmonter pour ouvrir ce chakra.

- **Nom en Sanskrit** : Svadhisthana
- **Nom en Japonais** : 丹田 (Tanden)
- **Emplacement** : Bas-ventre, sous le nombril
- **Définition** : Créativité, sexualité
- **Organes** : Organes reproducteurs, reins, vessie
- **Sens de rotation** : Antihoraire (hommes), horaire (femmes)
- **Fréquence** : 417 Hz
- **Mudra** : Shakti Mudra
- **Couleur** : Orange
- **Son** : Vam
- **Cristaux** : Cornaline, Pierre de lune
- **Ange Gardien** : Gabriel
- **Élément** : Eau

Le chakra Svadhishthana, plus communément appelé chakra sacré, est situé dans la partie inférieure de l'abdomen, à environ quatre doigts sous le nombril. Ses attributs comprennent le besoin fondamental de sexualité, ainsi que la créativité et l'estime de soi.

Lorsque le chakra sacré est déséquilibré, une personne peut se sentir émotionnellement explosive et irritable, ressentir un manque d'énergie et de créativité, se sentir manipulatrice ou obsédée par des pensées sexuelles.

Lorsqu'il est équilibré, nous nous sentons plus dynamique, plus heureux, positif, satisfait, compatissant et intuitif.

3. Chakra du Plexus Solaire (Manipura)

Le symbole du chakra du plexus solaire est constitué d'un triangle orienté vers le bas dans une fleur de lotus à dix pétales. Les dix pétales symbolisent dix traits de caractère négatifs que nous devons conquérir, tandis que le triangle est l'Agni tattva ou le feu de l'énergie kundalini qui signifie notre force intérieure.

- **Nom en Sanskrit** : Manipura
- **Nom en Japonais** : 太陽神経叢チャクラ (Taiyō shinkeisō chakura)
- **Emplacement** : Région de l'estomac
- **Définition** : Pouvoir personnel, confiance en soi
- **Organes** : Pancréas, foie, estomac
- **Sens de rotation** : Horaire (hommes), antihoraire (femmes)
- **Fréquence** : 528 Hz
- **Mudra** : Rudra Mudra
- **Couleur** : Jaune
- **Son** : Ram
- **Cristaux** : Citrine, Topaze
- **Ange Gardien** : Michael
- **Élément** : Feu

Le chakra Manipura est situé au niveau du plexus solaire, entre le nombril et le bas de la cage thoracique. Il est caractérisé par des émotions comme l'ego, la colère et l'agressivité.

Un déséquilibre du chakra du plexus solaire peut se manifester physiquement par des problèmes digestifs, des problèmes de foie ou du diabète. Sur le plan émotionnel, vous pouvez être confronté à la dépression, au manque d'estime de soi, à la colère et au perfectionnisme.

En équilibrant ce chakra, nous nous sentons plus énergique, confiant, productif et concentré.

4. Chakra du Cœur (Anahata)

Dans le symbole du chakra du cœur, deux triangles se croisent pour former un yantra qui représente l'équilibre du yin et du yang, ou des forces ascendantes et descendantes. À l'extérieur, on trouve une fleur de lotus à 12 pétales symbolisant les douze qualités divines associées au cœur.

- **Nom en Sanskrit**: Anahata
- **Nom en Japonais** : ハートチャクラ (Hāto chakura)
- **Emplacement** : Centre de la poitrine
- **Définition** : Amour, compassion
- **Organes** : Cœur, poumons
- **Sens de rotation** : Antihoraire (hommes), horaire (femmes)
- **Fréquence** : 639 Hz
- **Mudra** : Anahata Mudra
- **Couleur** : Vert
- **Son** : Yam
- **Cristaux** : Quartz rose, Émeraude
- **Ange Gardien** : Raphael
- **Élément** : Air

Comme son nom l'indique, le chakra Anahata est situé dans la région du cœur. Ce chakra est le siège de l'équilibre et se caractérise par des émotions d'amour, d'attachement, de compassion, de confiance et de passion.

Lorsque le chakra du cœur est déséquilibré, une personne peut être confrontée à des problèmes émotionnels tels que la colère, le manque de confiance, l'anxiété, la jalousie, la peur et l'humeur changeante.

En harmonisant ce centre d'énergie, une personne commence à se sentir plus compatissante, bienveillante, optimiste, amicale et motivée.

5. Chakra de la Gorge (Vishuddha)

Le symbole du chakra de la gorge consiste en une fleur de lotus à 16 pétales entourant un triangle inversé qui contient un cercle. Il représente la croissance spirituelle et la purification du corps, de l'esprit et de l'âme.

- **Nom en Sanskrit** : Vishuddha
- **Nom en Japonais** : 喉のチャクラ (Nodo no chakura)
- **Emplacement** : Gorge
- **Définition** : Communication, expression
- **Organes** : Thyroïde, gorge
- **Sens de rotation** : Horaire (hommes), antihoraire (femmes)
- **Fréquence** : 741 Hz
- **Mudra** : Granthita Mudra
- **Couleur** : Bleu clair
- **Son** : Ham
- **Cristaux** : Aigue-marine, Lapis-lazuli
- **Ange Gardien** : Gabriel
- **Élément** : Éther

Le chakra Visuddha est situé à la base de la gorge, coïncidant avec la glande thyroïde. Il est associé à l'inspiration, à l'expression saine, à la foi et à la capacité de bien communiquer.

Un blocage du chakra de la gorge peut être ressenti comme de la timidité, de la tranquillité, un sentiment de faiblesse ou l'incapacité d'exprimer nos pensées.

Lorsque ce chakra est équilibré, il permet la créativité, l'expression positive de soi, une communication constructive et un sentiment de satisfaction.

6. Chakra du Troisième Œil (Ajna)

Le symbole du chakra du troisième œil est un triangle inversé reposant dans un cercle entre deux pétales de lotus. Les deux pétales et la pyramide orientée vers le bas signifient la sagesse, soulignant le rôle du chakra du troisième œil dans notre cheminement vers la conscience spirituelle.

- **Nom en Sanskrit** : Ajna
- **Nom en Japonais** : 第三の目のチャクラ (Dai-san no me no chakura)
- **Emplacement** : Entre les sourcils
- **Définition** : Intuition, perception
- **Organes** : Glande pinéale, yeux
- **Sens de rotation** : Antihoraire (hommes), horaire (femmes)
- **Fréquence** : 852 Hz
- **Mudra** : Gyan Mudra
- **Couleur** : Indigo
- **Son** : Om
- **Cristaux** : Améthyste, Sodalite
- **Ange Gardien** : Raziel
- **Élément** : Lumière

Le chakra Ajna (prononcé « Agya Chakra ») est situé entre les sourcils. Également connu sous le nom de chakra du troisième œil, il est souvent utilisé comme point focal pendant la pratique des asanas pour développer la concentration et la conscience. On dit que la méditation sur ce chakra annihile le karma des vies antérieures et apporte la libération et la connaissance intuitive. Ses attributs sont l'intelligence, l'intuition, la perspicacité et la connaissance de soi.

Lorsqu'il est déséquilibré, il peut donner l'impression de ne pas pouvoir s'affirmer et d'avoir peur du succès, ou au contraire, il peut rendre plus égoïste. Un déséquilibre peut se manifester par des problèmes physiques comme des maux de tête, une vision floue et une fatigue oculaire.

Lorsque ce chakra est actif et équilibré, une personne se sent plus dynamique et confiante, tant sur le plan spirituel qu'émotionnel. En l'absence de la peur de la mort, on devient son propre maître et on reste libre de tout attachement aux choses matérielles.

7. Chakra de la Couronne (Sahasrara)

Le symbole du chakra de la couronne est représenté par un anneau de mille pétales de lotus entourant un triangle inversé. Il symbolise la montée de l'énergie divine dans le chakra de la couronne, apportant libération spirituelle et illumination.

- **Nom en Sanskrit** : Sahasrara
- **Nom en Japonais** : 頭頂チャクラ (Tōchō chakura)
- **Emplacement** : Sommet de la tête
- **Définition** : Conscience cosmique, spiritualité
- **Organes** : Cerveau, système nerveux
- **Sens de rotation** : Horaire (hommes), antihoraire (femmes)
- **Fréquence** : 963 Hz
- **Mudra** : Lotos Mudra
- **Couleur** : Violet
- **Son** : Silence (ou Aum)
- **Cristaux** : Quartz clair, Améthyste
- **Ange Gardien** : Metatron
- **Élément** : Conscience

Le Sahastrara ou chakra de la couronne est situé au sommet de la tête. Le septième chakra est le centre de la spiritualité, de l'illumination, de la pensée et de l'énergie dynamique. Il permet le flux intérieur de la sagesse et apporte le don de la conscience cosmique.

Lorsqu'il est déséquilibré, on peut souffrir d'un sentiment constant de frustration, de mélancolie et de sentiments destructeurs.

Un chakra couronne équilibré favorise la compréhension spirituelle, la paix intérieure et une perspective claire sur le monde.

Les 5 chakras extérieurs au corps humain

Ces centres énergétiques présents en dehors du corps humain sont généralement abordés après que nous nous sommes suffisamment concentrés et même équilibrés sur les 7 chakras principaux.

Il ne s'agit pas d'un ordre ou d'une règle exacte, mais il est logique d'envisager de se développer seulement une fois que vous êtes, d'une manière ou d'une autre, en paix avec vous-même.

C'est exactement ce qu'est le Chakra Galactique. Il se concentre sur cette évolution personnelle vers des plans spirituels supérieurs.

Chakra de l'étoile terrestre

Il est similaire et souvent confondu avec le chakra racine dans le sens où les deux facilitent votre connexion à la Terre et vous aident à vous ancrer.

Si le chakra racine ancre votre corps physique et mental, le chakra étoile de la Terre est responsable de l'ancrage de tous vos corps subtils et occasionnels afin d'atteindre vos objectifs spirituels ici sur terre.

Ce chakra est le point fondamental de tout le système des chakras.

C'est le chakra de l'existence terrestre, de la renaissance et du renouveau.

- **Emplacement** : 15 cm sous les pieds
- **Couleur associée** : noir/magenta lorsqu'il est activé
- **Archange associé :** Sandalphon
- **Cristaux associés** : Kyanite noire, Obsidienne noire, Tourmaline noire, Quartz fumé, Chiastolite, Quartz arc-en-ciel, Hématite, Jaspe dalmatien, Agate de feu, Jaspe rouge.

Fonctions principales :

- Traite de la sensibilisation à la nature
- Gardien des cycles karmiques et des vies antérieures
- Libère les énergies négatives

- Nous connecter aux énergies terrestres
- Mise à la terre et alignement avec le noyau magnétique de la Terre
- Sécurise l'âme en connectant le corps éthérique au monde physique

Chakra de l'étoile de l'âme

Le chakra de l'étoile de l'âme est situé au-dessus de votre tête, au-dessus du chakra de la couronne. Vous pouvez rétablir votre âme et votre esprit en méditant sur ce chakra.
Il agit également comme un lien entre vous et l'énergie divine.
Il peut désormais descendre dans votre corps et voyager à travers les autres centres énergétiques.

Également appelé « le siège de l'âme », ce chakra de 4ème dimension représente la connaissance divine et la sagesse cosmique. Grâce à ce chakra, nous nous connectons aux galaxies en prenant ainsi des informations de source galactique.

- **Emplacement :** 15 cm au-dessus du sommet de la tête
- **Couleur associée :** magenta
- **Archange associé :** Zadkiel, Mariel et Butyalil
- **Cristaux associés :** Quartz clair, Améthyste, Sélénite, Obsidienne flocon de neige, Célestite

Fonctions principales :

- Représente l'amour divin, l'altruisme spirituel, la compassion spirituelle et l'unité divine
- Lié à l'origine de l'ascension et de l'illumination
- Point de connexion avec l'aspect du Soi Supérieur
- Stocke tous les résidus karmiques
- Des liens vers d'autres chakras transcendantaux situés au-dessus de votre tête

Chakra Causal

On dit que ce chakra causal traite de l'exploration de l'esprit et de la sagesse supérieure et nous permet d'avoir une vue d'ensemble grâce au pouvoir de l'intuition et de la créativité.

- **Emplacement :** 8 à 10 cm derrière le centre à l'arrière de la tête
- **Couleur associée :** blanc
- **Archange associé :** Christel et Malory

Chakra universel

Au-dessus du Soul Star Chakra, vous pouvez trouver le prochain centre énergétique appelé Universal Chakra. Nous sommes encore à un niveau mystique où les capacités psychiques peuvent devenir présentes. C'est là que vous pourrez vous connecter davantage à l'énergie divine à un stade encore plus élevé.

Chakra de la passerelle divine

Le dernier des 12 chakras, qui vit au-dessus de tous les autres. Encore une fois, aucun d'entre eux n'est plus ou moins important que les autres mais ils ont chacun des rôles spécifiques et il est préférable de les activer une fois que vous avez progressé.
Le Chakra passerelle divine vous ouvre à de nouveaux mondes. Cela facilite le contact, qui a commencé au niveau du Chakra Galactique, avec les êtres supérieurs.

Ce chakra le plus élevé contient et retient toutes les expériences que nous avons vécues au cours de toutes nos vies et constitue une passerelle vers ce que nous appelons la source.
On dit qu'il s'agit du chakra de la 6ème dimension et qu'il représente nos réalisations spirituelles.

- **Emplacement :**   30 cm au-dessus du sommet de la tête
- **Couleur associée :** doré
- **Archange associé :** Métatron

Autres Chakras

Chakras du pied

Bien que sous-estimés, les chakras du pied font partie des chakras les plus importants car ils aident à transmettre l'énergie divine à la Terre Mère, ce qui rend l'ancrage puissant.

Fonctions principales :

- Accélère le processus de guérison
- Rend la mise à la terre puissante
- Réduit la fatigue et le stress
- Supprime les blocages liés à la manifestation
- Élimine les énergies négatives, les attaques psychiques, les cauchemars, l'insomnie

Façons de guérir les chakras du pied :

- Marcher pieds nus sur l'herbe ou sur le sol
- Méditations d'ancrage
- Cristaux : Hématite, Tourmaline noire, Jaspe dalmate, Kyanite bleue, Jaspe rouge
- Recevoir de l'énergie

Chakra du nombril

Le chakra régit les qualités masculines divines de courage, de force et de protection des faibles, résumées par l'autonomisation. C'est un chakra clé dans la digestion et l'absorption des aliments, influençant ainsi le métabolisme et le contrôle du poids.

- **Localisation :** au niveau du nombril (entre le plexus sacré et solaire)
- **Couleur associée :** jaune, orange vif doré
- **Archange associé :** Gabriel

Chakras des paumes

Les chakras de la paume sont extrêmement importants pour ceux qui pratiquent la guérison spirituelle, car ces chakras sont un outil puissant pour donner et recevoir une guérison.

Fonctions principales :

- Outil puissant de guérison spirituelle ; envoie et reçoit de l'énergie
- Scanne l'aura
- Aide à équilibrer le corps spirituel, mental et émotionnel
- Améliore la créativité
- Ressent l'énergie des autres, des cristaux, etc.
- Stimule les autres chakras

Façons de guérir les chakras des paumes :

- Symboles Reiki
- Sourcier pour aider à ouvrir et nettoyer
- Boules d'énergie

Chakras moins Connus :

Chakra du Cœur Supérieur (situé au-dessus du chakra du cœur)

Chakra du Cœur Inférieur (situé en dessous du chakra du cœur)

Chakra du Cœur Divin (également appelé chakra de l'Âme)

Chakra du Sacrum (sous le chakra sacré)

Chakra du Plexus (entre le chakra du plexus solaire et le chakra du cœur)

Chakra du Soleil (situé au-dessus du chakra du plexus solaire)

Chakra de la Lune (situé au-dessous du chakra du plexus solaire)

Chakra de l'Omoplate (situé entre le chakra de la gorge et le chakra du cœur)

Chakra du Tronc (situé entre le chakra du cœur et le chakra du plexus solaire)
Chakra du Verbe (situé au-dessus du chakra de la gorge)

Chakra du Coccyx (situé sous le chakra racine)

Chakra de la Région lombaire (situé au-dessus du chakra du coccyx)

Chakra du Coude (situé entre le chakra du cœur et le chakra du plexus solaire)

Chakra du Glandulaire (situé entre le chakra du cœur et le chakra du plexus solaire)

La méditation

La Méditation : Origines, Développement et Pratiques

La méditation est une pratique ancienne qui a été développée indépendamment par différentes cultures à travers le monde. Elle n'a pas été « inventée » par une seule personne, mais s'est plutôt développée comme une série de techniques et de pratiques au fil des siècles.

Les premières formes de méditation remontent aux traditions védiques de l'Inde, autour de 1500 avant notre ère. Les Védas, textes sacrés hindous, mentionnent des pratiques de méditation. La méditation est également une partie intégrante du yoga, comme détaillé dans les Yoga Sutras de Patanjali.

Le Bouddha (Siddhartha Gautama), qui a vécu vers le 5ème siècle avant notre ère, a codifié des techniques de méditation dans le cadre de sa recherche de l'illumination. Les pratiques méditatives bouddhistes comme le Vipassana (méditation de la vision profonde) et le Samatha (méditation de la tranquillité) sont centraux dans le bouddhisme.

En Chine, la méditation a été développée dans le cadre du Daoïsme et du Confucianisme. Le Daoïsme, en particulier, intègre des pratiques méditatives visant à harmoniser l'esprit et le corps avec le Dao (le chemin ou la voie).

Le Zen, une école du bouddhisme mahayana, a été développé au Japon. Il met l'accent sur la méditation assise (zazen) et la pratique de la pleine conscience dans la vie quotidienne.

Autres Cultures :

La méditation chrétienne, telle que la prière contemplative, a été pratiquée par des moines et des mystiques chrétiens depuis les premiers siècles de l'ère chrétienne.

Le Soufisme, la dimension mystique de l'Islam, inclut des pratiques méditatives comme le Dhikr (répétition des noms de Dieu).

Comment et Pourquoi ?

La méditation peut être pratiquée de nombreuses manières, y compris la méditation assise (zazen), la marche méditative, la méditation guidée, la méditation de pleine conscience (mindfulness), la répétition de mantras et bien d'autres.

Objectifs :

La méditation est souvent utilisée pour réduire le stress et promouvoir la relaxation.

Pour de nombreuses traditions, la méditation est une voie vers l'illumination, la réalisation de soi ou une communion plus profonde avec le divin.

La méditation est également reconnue pour ses bienfaits sur la santé mentale, y compris la réduction de l'anxiété et de la dépression.
Beaucoup utilisent la méditation pour améliorer la concentration et la clarté mentale.

La méditation est une pratique millénaire présente dans diverses cultures et traditions spirituelles à travers le monde. Ses formes et techniques variées reflètent les divers contextes culturels et les objectifs spécifiques des pratiquants. Que ce soit pour des raisons spirituelles, psychologiques ou physiques, la méditation continue d'être une pratique précieuse et largement utilisée dans le monde moderne.

La base de la méditation du REIKI :

En respirant correctement par le ventre, vous devriez accroître votre énergie tout en vous relâchant.

Cette respiration est la base des méditations. Cela permet de se relâcher tout en emmagasinant de l'énergie. Permet aussi de soulager le dos et de faire travailler vos abdominaux. En fait, c'est bon pour la santé. Vous pourrez faire cela dans le train, en voiture, au bureau, n'importe quand et n'importe où, assis ou couché.

Pour finir…

Faire des formations, des soins, des rencontres, des recherches intérieures et extérieures, ressentir, sentir, écouter, entendre, voir, lire, comprendre et ne pas comprendre.

Grace à cela, j'ai fait des découvertes sur les différentes pratiques religieuses ou styles de vie. J'espère que ces quelques pages vous auront permis de comprendre ce qu'est le Reiki.

Je suis convaincu que le Reiki de Maître Usui doit être enseigné à chacun. Cependant, tout le monde ne peut pas prodiguer des soins et cela ne remplace en rien un médecin. Le Reiki, comme tout art énergétique, n'est pas quelque chose qui s'enseigne pour se faire de l'argent, mais bien pour que la personne se fasse du bien.

Oui, vous devez vous entraîner pour pratiquer le Reiki. On peut effectivement dire que c'est une discipline comme un sport ou d'autres activités.

À vous de faire votre apprentissage du Reiki, à vous d'apprendre et de pratiquer ce que je vous ai indiqué et ainsi vous pourrez continuer dans la pratique.

Paulo

1er Degré - Shoden

Ouvre un nouveau chemin

Lieu : _______________   Le : __________________

SHODEN 1er Degré REIKI

Attribué à : __________________

Par : *SENSEI (Paulo)*

« L'important ce n'est pas ce que l'on reçoit,
L'important est ce que l'on en fait ! »
Paulo

« Afin d'accomplir mes enseignements, en s'entraînant et en s'améliorant physiquement et spirituellement et en marchant sur un bon chemin en tant qu'être humain, nous devons d'abord guérir notre esprit.
Ensuite nous devons garder notre corps en bonne santé.
Si notre esprit est en bonne santé et conforme à la vérité, le corps sera en bonne santé naturellement »
Usui Sensei.

SHODEN-1er Degré

Table des matières

Tome 1

Reiki

1er Degré - Shoden

Ouvre un nouveau chemin

Paulo

www.ingramcontent.com/pod-product-compliance
Lightning Source LLC
La Vergne TN
LVHW051223200726
843510LV00011B/1466